FIBROMIALGIA

Instituto Phorte Educação
Phorte Editora

Diretor-Presidente
Fabio Mazzonetto

Diretora Financeira
Vânia M.V. Mazzonetto

Editor-Executivo
Fabio Mazzonetto

Diretora Administrativa
Elizabeth Toscanelli

Conselho Editorial

Educação Física
Francisco Navarro
José Irineu Gorla
Paulo Roberto de Oliveira
Reury Frank Bacurau
Roberto Simão
Sandra Matsudo

Educação
Marcos Neira
Neli Garcia

Fisioterapia
Paulo Valle

Nutrição
Vanessa Coutinho

Rafael da Silva Mattos

FIBROMIALGIA
O MAL-ESTAR DO SÉCULO XXI

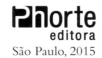

São Paulo, 2015

Fibromialgia: o mal-estar do século XXI
Copyright © 2015 by Phorte Editora

Rua Rui Barbosa, 408
Bela Vista – São Paulo – SP
CEP: 01326-010
Tel./fax: (11) 3141-1033
Site: www.phorte.com.br
E-mail: phorte@phorte.com.br

Nenhuma parte deste livro pode ser reproduzida ou transmitida de qualquer forma, sem autorização prévia por escrito da Phorte Editora Ltda.

CIP-BRASIL. CATALOGAÇÃO-NA-FONTE
SINDICATO NACIONAL DOS EDITORES DE LIVROS, RJ

M393f

Mattos, Rafael da Silva
Fibromialgia : o mal-estar do século XXI / Rafael da Silva Mattos. - 1. ed. - São Paulo : Phorte, 2015.
240 p. ; 23 cm.

Inclui bibliografia
ISBN 978-85-7655-567-4

1. Fibromialgia. 2. Fibromialgia - Tratamento. I. Título.

15-21906	CDD: 616.742
	CDU: 616.74

ph2197.1

Este livro foi avaliado e aprovado pelo Conselho Editorial da Phorte Editora.

Impresso no Brasil
Printed in Brazil

Apresentação

Rafael Mattos, ainda acadêmico do Instituto de Educação Física e Desportos (IEFD), da Universidade do Estado do Rio de Janeiro (UERJ), começou a ser figura mais frequente no Laboratório de Fisiologia Aplicada à Educação Física (LAFISAEF/IEFD/UERJ) quando foi monitor da disciplina de Fisiologia, e já se percebia o futuro promissor daquele rapaz. Mestrando e doutorando do Instituto de Medicina Social da UERJ, aumentou sua permanência entre nós, profissionais do LAFISAEF, durante sua pesquisa de campo. Com sua competência, olhar de quem vê o seu semelhante e enxerga longe, com uma escuta atenta e respeitosa, facilmente conquistou toda a equipe e os usuários do laboratório à participação em suas investigações. Atual docente da UERJ, honra-nos com sua presença. Jovem com dedicação possível de ser observada por todos que, em algum momento ou mesmo que por poucos instantes, estejam em sua companhia. Educação evidenciada por seus gestos cotidianos e comportamento ético, figura carismática. Amigo preocupado com as aflições do homem em sua existência. Estar próximo dele implica estar sendo motivado permanentemente em crescer.

Fibromialgia: o mal-estar do século XXI amplia o universo de todos aqueles que se interessam pelo tema. Aprofunda a discussão sobre o sofrimento e suas formas de expressão. Convida a um olhar de comunhão – característica forte do autor – em que diferentes ciências se integram para um melhor entendimento de um mal que assombra a um número importante de pessoas que convivem com dor. Uma dor invisível para alguns. A intensidade e a dimensão dos efeitos provocados por ela somente podem ser sentidas por quem padece com a fibromialgia e notados por aqueles que se compadecem pelo sofrimento alheio – outra característica do autor. Rafael, o autor desta obra, brinda-nos com novas possibilidades com base na compreensão das diferentes faces da dor e de caminhos que podem conduzir a um bem-estar procurado por todos aqueles que de alguma forma adoeceram. Que esta obra seja de grande valor para todos, assim como foi e é para nós do LAFI-SAEF, cada uma das reflexões do autor. Os resultados de suas investigações, compartilhados com clareza e didática neste livro, permitem reformulações em nossas formas de observação e práticas cotidianas.

Maria Lúcia Cavaliere
Mestre em Saúde Coletiva (Epidemiologia) pelo Instituto de Medicina Social da UERJ; coordenadora do projeto Tratamento Interdisciplinar para Pacientes Portadores de Fibromialgia, da UERJ.

Prefácio

Logo no início deste livro, há uma definição e uma denúncia. O autor, professor doutor Rafael Mattos, define fibromialgia e registra sua gravidade. Uma síndrome reumática que atinge parcela significativa da população mundial, principalmente as mulheres. Seus principais sintomas são dor crônica generalizada, depressão, desânimo e fadiga acentuada, provocando dificuldades sociais e afetivas cotidianas.

Ao mesmo tempo, o desconhecimento por parte da sociedade, a incompreensão da comunidade médica sobre a fibromialgia e a falta de um diagnóstico médico preciso são elementos que determinam que muitos pacientes, em especial as mulheres, tenham de suportar a solidão do sofrimento.

O fenômeno da fibromialgia envolve muitas dificuldades para sua identificação e seu diagnóstico (incluindo possíveis determinantes e relações causais), análise das condições dos pacientes, escolha e prescrição de um tratamento adequado, de acordo com o caso.

Trata-se, portanto, de um cenário bastante complexo. Nesse sentido, estudar a fibromialgia pressupõe uma abordagem igualmente complexa e rigorosa. Exige a compreensão e a demarcação crítica de um conjunto significativo de determinações, possibilidades, e que se apreenda a delicada articulação entre diagnóstico, relação clínica (médico-paciente) e alternativas de acompanhamento e tratamento dos pacientes.

O presente livro consolida as observações e as conclusões do professor doutor Rafael Mattos, representando uma contribuição fundamental para as investigações sobre fibromialgia, ao responder às exigências científicas com rigor e sensibilidade. Estruturado de forma adequada, resulta de uma eficiente articulação de diferentes níveis de pesquisa, associando, com habilidade, o complexo teórico a que se propôs e uma cuidadosa pesquisa empírica, embasada em dados consistentes.

Como Mattos realiza uma combinação bem-articulada de diferentes autores e correntes teóricas, em seu livro – como em sua pesquisa –, sempre se sabe "de onde ele está falando", ou seja, os leitores sempre poderão conhecer seus referenciais e compreender os motivos de suas escolhas para o estudo de determinados objetos, problemas específicos, bem como suas relações. Como se vê, as questões envolvidas no complexo da fibromialgia exigem cuidado e rigor em sua abordagem e análise.

Nesse sentido, como observa Lukács (1978), é preciso que o ponto de partida do conhecimento seja uma abstração correta, que, em sua estrutura interna, já apresente características de pesquisa científica. Filosofia e ciência originam-se na vida cotidiana, desenvolvem-se como instâncias autônomas para, finalmente, retornar à práxis imediata e informá-la com novas ou melhores concepções. O aprofundamento teórico, possibilitado pelas formas mais elaboradas de conhecimento, permite um alargamento do escopo da práxis humana, fazendo que o elemento apresentado como um paradoxo à experiência imediata passe a ser compreendido como verdade científica. Assim, a teoria não deve abandonar seu lugar catalisador, uma vez que, em um mundo cada vez mais complexo, teorizar é um imperativo da prática.

A obra de Rafael Mattos, em sua particularidade, corresponde à singular contribuição de E. P. Thompson (Moraes e Müller, 2012), em seu anseio teórico e político de relacionar e aproximar criticamente a Filosofia e as Ciências Sociais (História, Antropologia e Sociologia), mantendo seu engajamento político e humanista. A colaboração intelectual de E. P. Thompson, portanto, pode ser encontrada em diferentes áreas acadêmicas e campos temáticos, como os dos estudos de formação de classe e de movimentos sociais, que exigem rupturas de fronteiras e mediações teóricas mais sistemáticas.

Os estudos de Thompson valorizam a importância da *práxis,* e envolvem práticas, experiências, aspirações e valores (comunitários, religiosos, morais etc.) da classe trabalhadora. Dessa maneira, para ele, um dos princípios básicos de uma análise reside na habilidade de articular a teoria a diferentes processos sociais. Sua interpretação se distingue por articular, de forma construtiva, aspirações políticas e humanas e a compreensão do processo histórico-social. O pré-requisito dessa abordagem é o de que toda análise teórica deve ser apreendida na prática do "agir humano", da "ação humana", e na medida do diálogo entre teoria e evidência (prova), – por exemplo, a relação entre teoria e pesquisa empírica –, sem abandonar a possibilidade de uma atuação política e humanista. A análise dos *sujeitos* envolvidos na construção de seus próprios destinos (individual e coletivamente) tornou-se o principal foco dos estudos de Thompson, definindo uma relação de compromisso entre sua própria atuação e o que ele acreditava ser uma das bases de movimentos históricos e democráticos.

Fred Inglis (1982) assinalou que Thompson nos ofereceu um novo passado para viver, transformando a memória social, de modo que as pessoas definiram novas perspectivas e puderam reinterpretar a formação do presente. E, reitero, porque Thompson exerceu oposição apaixonada à crescente desumanização das relações sociais, marca de sua contribuição ao que ele considerava o processo de lutas e conflitos em nome de uma sociedade mais democrática.

Essas observações visam associar a pesquisa realizada pelo professor Mattos e as principais indicações teóricas, metodológicas e políticas da obra de Thompson, de modo que se ofereça – a título de orientação – um lugar teórico para o trabalho de Mattos (não o único, é claro) e reafirmar seu esforço, sua importância e sua coerência.

A investigação do professor Rafael Mattos (sobre as relações entre fibromialgia, dor, trabalho e adoecimento) integra o conjunto de pesquisas coordenadas pela professora Madel T. Luz, em seu grupo do CNPq, *Racionalidades médicas e práticas de saúde*, que desenvolve estudos sobre os saberes e as práticas interdisciplinares das distintas formas de adoecimento de grupos sociais e pessoas, e os comportamentos e as representações de sujeitos envolvidos nas práticas de saúde, com base em estudos socioantropológicos interpretativos e compreensivos.

Entre esses estudos, em razão de sua relevância, destaco o conceito de *regime social do trabalho*, proposto por Madel Luz, sua orientadora de tese. Esse conceito define um regime complexo de relações sociais que ultrapassa a estrutura socioeconômica de produção, a distribuição de funções e a sua hierarquia na organização do trabalho ou nas relações técnicas socialmente dominantes nesta estrutura e estabelecidas hegemonicamente em virtude do recente incremento de modificações tecnológicas.

A exigência constante de maior produtividade, por exemplo, executar *bem* as tarefas em um espaço de tempo prescrito e otimizado, contribui para o aumento do estresse (entendido como tensão psíquica e fisiológica), por causa do controle e da expectativa constantes de qualidade na realização de tarefas e implicados no desenvolvimento das atividades (uma fonte insuportável de sofrimento dos agentes), levando a uma condição de adoecimento crônico dos sujeitos em um período variável do exercício do trabalho.

Como exemplo, um dos momentos mais significativos do livro é sua pesquisa original sobre a revista *VOCÊ S/A*. O primeiro momento de sua estratégia metodológica consistiu na leitura e na interpretação das reportagens da revista. Segundo o autor, a publicação é uma difusora típica de *perfis ideais* de trabalhadores produtivos. Por esse motivo, esse procedimento buscou, por um lado, captar o tipo ideal – no sentido weberiano – do *trabalhador produtivo* na sociedade capitalista neoliberal; por outro, analisar o conteúdo das reportagens que privilegiam o perfil do trabalhador desejado pelo mercado e, assim, compreender a atual divulgação de representações e valores hegemônicos sobre o trabalho produtivo (e/ou sobre o trabalhador produtivo) na sociedade capitalista e relacioná-los com o sofrimento e o adoecimento dos trabalhadores – em princípio, resultantes da agenda neoliberal ainda vigente. Uma de suas hipóteses é que o *produtivismo* imposto por essa agenda tem provocado um aumento do número de mulheres diagnosticadas com fibromialgia diante da impossibilidade de responder às demandas implicadas nesse *trabalhador produtivo ideal*.

Destaco essas referências (em especial, a conceituação de *regime/ordem social do trabalho*) por sua relevância teórica e metodológica e por seu papel mediador na pesquisa.

Como Mattos enfatiza, sua hipótese central – não causal, porém – é que a perda de sentidos positivos para o *trabalhar* e o *viver*, percebida no adoecimento de grande parte das mulheres com fibromialgia (como as de seu estudo de caso), é fruto direto da organização e do *regime social de trabalho* atual a que essas mulheres são submetidas. A lógica do trabalho na sociedade capitalista atual tem contribuído bastante para a perda de sentidos e de identidades no trabalho, gerando um processo progressivo de sofrimento e de adoecimento.

Sua principal hipótese de estudo relaciona o adoecimento das mulheres estudadas com o regime social de trabalho, que aumenta seu sofrimento e provoca a somatização do mal-estar gerado. No entanto, Mattos destaca que essa hipótese é determinante, mas não causal – consciente das diferenças conceituais e metodológicas entre determinação e causalidade. Com base nesse pressuposto, ele não nega o lugar do trabalho (condições, processo) na determinação da fibromialgia, mas observa que não se pode estabelecer que ele seja o principal fator do adoecimento, e, então, concluir uma relação causal. Chama a atenção, portanto, para a necessidade de estudos mais críticos e profundos, e é o que empreende em seu livro.

Para enfrentar essas exigências e limitações, Mattos mobiliza o fundamental da obra de Max Weber, com base em seu modelo de sociologia compreensiva e, progressivamente, analisa as questões propostas.

Orientado por essa metodologia, Mattos discute os limites e as dificuldades de reduzir-se a explicação da realidade social com base em leis e em estruturas e, em consequência, para qualificar-se e compreender as relações entre o regime produtivo de trabalho e o adoecimento e o sofrimento – que se manifestam corporalmente na forma de dor –, e identificar e interpretar os sentidos e os significados que as mulheres com fibromialgia atribuem às práticas corporais de saúde realizadas semanalmente para sua superação.

Mattos considera que, em seu quadro interpretativo, a sociologia compreensiva de Weber se faz presente e necessária. Explica que, na perspectiva de Weber, as Ciências Sociais devem compreender a realidade social. Todavia, não se trata de uma compreensão equivalente às das Ciências da Natureza: é preciso compreender o significado cultural da atividade humana. Não obstante, a defesa da relação entre compreensão e interpretação – e não da explicação causal – não impede a objetividade do conhecimento sociológico. Tal objetividade depende do fato de o dado empírico ser constantemente orientado por ideias de valor, que são as únicas a atribuir-lhe valor de conhecimento.

Assim, o professor Mattos explicita a abordagem escolhida, suas vantagens, e defende a articulação entre os níveis de pesquisa e os referenciais conceituais definidos. Ao assumir a sociologia compreensiva de Weber como eixo teórico de referência, Mattos define a problemática de sua investigação em toda sua complexidade. Embora a abordagem weberiana tenda a privilegiar como perspectiva a ação individual (seus valores, suas escolhas, suas motivações) no conjunto das ações sociais, Mattos soube associar as representações individuais e as coletivas e sociais. Reafirmando o argumento, essa opção lhe permite empreender várias frentes de pesquisa e integrar métodos – sem perder a noção de totalidade – e combinar criticamente temas, autores, categorias e conceitos.

Como exemplo, torna-se possível articular o problema do trabalho em suas diferentes possibilidades, determinações e efeitos, e não perder de vista as subjetividades, percebidas nas entrevistas e nos depoimentos (das mulheres pesquisadas) incluídos no texto, bem como no acompanhamento e na observação do tratamento prescrito para as mulheres com fibromialgia, e presentes no estudo de caso. Para esta obra, Mattos realizou uma pesquisa etnográfica densa e significativa, revelando a importância do sentido coletivo para o tratamento – as ações feitas em grupo, como os exercícios físicos, seminários, passeios, festas etc., como comprovam os depoimentos e as fotos. Portanto, o sentido coletivo, de encontro e reunião, seria muito importante para sua recuperação e superação, inclusive na medida em que resgata o sentido individual das mulheres, por exemplo, reafirma sua individualidade, sua subjetividade e sua afetividade.

O livro apresenta, também, uma leitura sistemática e crítica de diferentes tendências teóricas em diferentes campos, da epidemiologia à sociologia. Seus argumentos e hipóteses propõem interessantes confrontos e correlações entre os autores (como Marx, Engels, Foucault, Adorno, Goffman, Lévi-Strauss, Franz Boas, Claudine Herzlich, Madel Luz, entre outros). Por meio desses diálogos, Rafael fundamenta sua análise, dando sentido e legitimidade a suas conclusões.

Assim, como a minha função é (ou deveria ser) a de recomendar a leitura do trabalho – e não a de atrasar o leitor com meus comentários –, concluo saudando a iniciativa de publicação deste livro como um passo significativo na problematização da fibromialgia, em suas determinações sociais e epidemiológicas, bem como nas relações e contradições entre dor, adoecimento, regime social do trabalho, representações etc. Nesse sentido, esta obra constitui uma relevante contribuição para pesquisadores de diferentes áreas e especializações.

No mais, só me resta convidar os leitores a lerem os capítulos que se seguem, de preferência, com um olhar apaixonadamente crítico e com a perspectiva de inconformismo e de esperança que orientaram a pesquisa original de Mattos e que caracterizam este livro.

Professor doutor Ricardo Müller
Doutor em História Social pela Universidade de São Paulo (USP)
Pós-doutor em Ciência Política pela Universidade Federal do Rio de Janeiro (UFRJ)
Professor-associado da Universidade Federal de Santa Catarina (UFSC)

Sumário

Introdução 17
1 Fibromialgia: o sofrimento que não cessa 29
2 Dor e sofrimento no cotidiano 49
3 A construção sociocultural da dor 63
4 Gênero e adoecimento: a fibromialgia é uma doença feminina? 73
    4.1 Sou mulher: sou sensível 93
    4.2 O imperativo neuro-hormonal 99
    4.3 As demandas diferenciadas de gênero 102
5 Novo regime social de trabalho e adoecimento 107
    5.1 A intensificação das atividades dos trabalhadores 109
    5.2 O tipo ideal de trabalhador produtivo na sociedade atual 116
    5.3 Ordem social do trabalho, sofrimento e dor 133
    5.4 Regime social de trabalho e fibromialgia 137
6 O diagnóstico da fibromialgia 157
7 Tratamento interdisciplinar para pacientes com fibromialgia 177
    7.1 O medicamento como terapêutica dominante: controle de sintomas ... 179
    7.2 As práticas corporais como práticas terapêuticas 181
    7.3 Saúde é relação social e afetiva 191
    7.4 Saúde é autoconhecimento 195
8 Fibromialgia e acompanhamento psicológico 199
Conclusões 211
Referências 223

Introdução

Muitos leões estavam soltos pela cidade. As pessoas corriam para todos os lados tentando defender-se. Uma menina muito frágil, mas muito inteligente, pulou na água, porque sabia que os leões não sabiam nadar. Mas esses leões eram diferentes, eles realmente sabiam nadar. Então, a menina saiu da água e pegou uma arma para matar um leão. No entanto, dentro da barriga desse leão havia uma criança. Se ela atirasse no leão, mataria a criança.

Esse foi o sonho de uma paciente com fibromialgia. Nossos sonhos sempre expõem medos e ansiedades enraizados em nosso inconsciente. Os sonhos são relatos vivos do que estamos vivendo e das feridas que existem em nossa alma. Desamparo, abandono, tristeza, angústia, medo, um conjunto de emoções misturadas que sufocam a existência de um ser humano.

A vida é cheia de perdas, de pequenas despedidas. Nós tentamos viver como se fôssemos de aço, mas nosso interior sofre. Ao acordar, uma pessoa com fibromialgia sente medo, angústia, dor no corpo inteiro e muito sofrimento. Os medicamentos podem oferecer alívio da ansiedade, da depressão e, até mesmo, da dor, mecanismos, em parte, neurofisiológicos, mas não nos ajudam a sair da vida de sofrimento.

Quando não podemos mais contar com a vitalidade, a saúde e a disposição, que faziam parte do nosso cotidiano, ficamos fracos e cegos para as novas oportunidades de experimentar algo diferente, novo e especial. A sensação de vazio, de solidão é dolorida e desanimadora. A única companheira é a dor, que ocorre nas pernas, nos braços, no pescoço, ou de forma generalizada. É como se a pessoa tivesse perdido a si mesma. É como se o corpo estivesse pesado e enfraquecendo a própria potência da vida.

Abandonar o que até então serviu e acomodar-se ao novo estilo de vida leva um tempo. É um tempo de perda, de luto, para permitir que o novo seja sedimentado, tornando-se parte da sua vida. Quão difícil é conviver com uma dor que te acompanha 24 horas do dia. O que toda paciente[1] com fibromialgia deseja é experimentar uma tranquilidade na alma, uma sensação de acolhimento, de atenção. Saber que existe alguém que reconhece o seu sofrimento.

Contudo, o que elas encontram, na maioria das vezes, é um mundo envenenado pela competição, pela falta de solidariedade e de cordialidade. A fibromialgia vai roubando a vida, sugando-a com muita dor, e os mais próximos, que deveriam ajudar, estender a mão e cuidar, abandonam. E, assim, uma mulher, eventualmente, jovem e trabalhadora, vai levando a vida, cheia de sequelas e feridas emocionais que se somatizam. O corpo evidencia aquilo que está dentro do coração humano. Se há tristeza, o corpo sofre. Se há abatimento, o corpo padece. Se há sofrimento, o corpo adoece. As pessoas com fibromialgia punem-se, culpam-se, reclamam muito. Elas mesmas se constituem como carrascos de si. Vivem ansiosas, distraídas, não se concentram. Seus pensamentos estão acelerados e suas emoções estão aprisionadas. Estão cansadas, esquecidas e abatidas. Há uma exaustão de viver. O medo ganha força pela manhã, a autoestima diminui, a autoimagem se deteriora. Vivem submissas às decepções, aos problemas emocionais, às dores corporais e ao sofrimento na alma.

Normalmente, a dor é um processo natural, inevitável à vida humana. Nós vamos crescendo, amadurecendo e descobrindo formas de lidar com a dor. Desde uma pequena farpa que entra no dedo às dores de um câncer, o ser humano vai se adaptando e buscando alívio. Podemos ter uma genética excelente, mas o meio externo, onde vivemos com os outros, tem sua participação em nossa constituição. Para usar uma expressão bem científica, o ser humano é constituído pelo outro. É na alteridade que se constitui a identidade.

Contudo, se esse outro for ameaçador, amedrontador e castrador, podemos adoecer e nunca mais sermos os mesmos. Se existem relações que nos

---

[1] Ao tratar do tema fibromialgia, costumamos remeter ao paciente como mulher, já que grande parte de clínica reumatológica com pacientes é feminina. Isso não significa que não existam homens com sintomas e, até mesmo, diagnosticados com fibromialgia. Neste livro, trataremos dessa questão ao problematizarmos a relação entre o fenômeno sociocultural da dor e os diferentes gêneros.

curam, existem relações que nos adoecem profundamente. Seja um marido ou um colega de trabalho, há pessoas que nos adoecem. Então, começamos a pensar: "E se eu nunca tivesse fibromialgia? E se eu tivesse vivido minha vida normalmente sem dor e sofrimento? Será que eu olharia no espelho e veria outra pessoa?".

A cada dia que conversei com uma paciente com fibromialgia, deparei-me com pessoas que foram feridas no coração, machucadas na alma, humilhadas na existência. As causas para o adoecimento são diversas, e, neste livro, é citada uma das principais causas: o regime social de trabalho adoecedor. Muito menos do que eu poderia supor, nada é por acaso. Ouvimos a história do outro para conhecermos a nossa história. Sofremos com o outro para nos aperfeiçoarmos como seres humanos. Começamos a ver com "nossos próprios olhos", a enxergar um mundo diferente. Um mundo em que as pessoas não são felizes e alegres, mas, sim, estão sofrendo. O dia pode estar bonito, ensolarado, céu completamente azul. Contudo, há um mal-estar que não passa, uma angústia terrível. O corpo sempre pesado. O que queremos nesse momento?

Queremos companhia, cuidado, acolhimento e atenção. Ninguém escolhe uma doença. Ninguém escolhe o sofrimento. Todos queremos uma vida plena. O discurso da saúde e da qualidade de vida nos atravessa e queremos abraçar essa ideia. Por isso, o projeto Tratamento Interdisciplinar para Pacientes Portadores de Fibromialgia foi criado em 2000, com o intuito de ajudar centenas de mulheres – e, eventualmente, homens – que carecem não de medicamentos, mas de profissionais da área da Saúde que possam exercer o cuidado e oferecer um pouco daquilo que aprenderam, viveram e estudaram.

São pessoas – assim como eu e você – que vivem momentos de incertezas, desilusões, amarguras, desapontamentos, frustrações, perdas e traumas profundos. Quando se inserem numa proposta de tratamento coletiva e conseguem se identificar com outras pessoas que compartilham histórias de vida semelhantes, a melhora é significativa. A força para viver ressurge. Como diria o filósofo Nietzsche (2005), é o retorno do dizer "sim" à vida. Isso não significa que as pessoas ficam curadas e se tornam completas, felizes e satisfeitas. Pelo contrário, a vida é feita de recaídas, com momentos de profunda tristeza, desânimo, dor e solidão. Os traumas profundos nos assaltam, e o desejo de morrer aumenta.

Talvez o leitor deste livro – profissional da área da Saúde ou não – esteja interessado nas causas da fibromialgia. Afinal, o que provoca essa doença? Ao longo do livro, você reconhecerá algumas causalidades e determinantes para o adoecimento. Contudo, eu responderia que a fibromialgia é causada pela exaustão.

Exaustão e estresse cotidianos aliados às perdas cotidianas são os maiores desencadeadores da fibromialgia. Em especial, o estresse no trabalho. O ambiente de trabalho, com suas relações nocivas, mais que o tipo de trabalho, tornou-se o principal motivo de adoecimento de milhares de mulheres. Nesse momento, surge a pergunta: "E as pessoas que não trabalham fora e são acometidas pela fibromialgia, como explicar?". É preciso deixar bem claro que ser "dona de casa" não é uma brincadeira, é trabalho. O fato é que essa atividade laboral doméstica intensa, socialmente, não é reconhecida como trabalho; historicamente, é vista como dever das mulheres, e não como jornada de trabalho.

Fico triste, com o coração apertado, a alma sofrendo. Minha tristeza e minhas angústias são fruto de minha frustração e de minha dificuldade em ajudar muitas mulheres com fibromialgia. Como professor, ouço todos os dias gritos de desespero, desilusão, dor, ressentimento e mágoas que se expressam no corpo. Mulheres feridas na alma, carregando no somático a dor da vida.

Os pacientes com fibromialgia aprenderam que a dor é uma força poderosa que nos empurra em determinada direção: pode empurrar para o desespero, mas pode empurrar para a busca por soluções. Infelizmente, não podemos escolher o tipo de doença e de sofrimento que vamos enfrentar na vida, mas podemos escolher a qual tratamento vamos nos engajar. A luta contra a desesperança e a frustração é cotidiana, contínua e progressiva. O isolamento só piora o quadro clínico da fibromialgia. Nos momentos de isolamento, as dores agravam-se, e a melancolia nos abate.

A melhor maneira de lidar com o medo, com o desânimo e com esse sentimento de apatia é não atravessá-lo sozinho. Por isso, todo tratamento interdisciplinar tem por pilar o apoio social. Precisamos de pares ou, como diria Freud (2004), precisamos amar para não adoecer. Quando admitimos nossas fragilidades e vulnerabilidades, é possível que realmente nos conectemos uns com os outros. Podemos falar de nossas inseguranças, medos e frustrações. Percebemos que o sofrimento pode ser causado por nossa tendência excessiva de querer controlar todas as variáveis que incidem sobre nossa vida. O medo de não controlar, no fundo, é o medo de deixar-se levar pelo desconhecido. Quando enfrentamos nossos medos, somos transformados. E é isso que precisamos. Se a fibromialgia é uma condição crônico-degenerativa, a procura por uma "cura" é em vão. O que precisamos é de qualidade de vida. A tristeza não vai desaparecer. A dor pode não sumir. Mas, em minha experiência no tratamento interdisciplinar para pacientes com fibromialgia, já vi mulheres que mal conseguiam andar e, hoje, praticam dança de salão, vão à academia de ginástica, estão envolvidas com caminhadas, hidroginástica e outras atividades sadias. A melhora é possível. E tudo começa com o dizer "sim" à vida. Tudo começa com o laço social que se constrói com o outro que caminha conosco em nosso adoecimento.

Acordar para enfrentar o dia e saber que ninguém nos entende é desesperador. Muitas vezes, os familiares não acreditam nas dores e no sofrimento de um paciente com fibromialgia. Todavia, isso não pode nos paralisar. É preciso ir em frente, porque a saúde não está na ausência da doença, mas no equilíbrio e na harmonia entre as diversas partes da nossa vida. As vidas profissional, conjugal, afetiva, emocional, social, física estão todas misturadas. Ninguém é bem-sucedido em todas as partes. A vitória está em caminhar sempre, apesar das dores da história humana.

A proposta deste livro é contribuir para a compreensão de novas práticas terapêuticas corporais que possibilitem maior autonomia para pessoas com fibromialgia, que buscam melhorar sua saúde e sua qualidade de vida, produzindo novos sentidos e significados para o viver. Não é a cura da fibromialgia que uma pessoa deve buscar, mas um novo sentido para a vida e para a existência. A fibromialgia ainda é muito desconhecida pela população e, até mesmo, por grande parte dos médicos. Os profissionais da área da Saúde têm a oportunidade de conhecer mais sobre o diagnóstico, os sintomas e os tratamentos ao lerem este livro. Ele é rico em referências bibliográficas, pois tudo o que é afirmado e argumentado tem sólida fundamentação e preenche os requisitos dos rigores científico e acadêmico.

Não é um livro escrito por um médico. É uma obra escrita por um profissional de Educação Física, com formação em Filosofia, Sociologia e Antropologia da Saúde. Contudo, é um livro escrito para todos os pacientes com fibromialgia, homens e mulheres, jovens e idosos, solteiros e casados. É um livro para que você possa apreender um pouco mais desse adoecimento e saber que não está sozinho. Assim como milhões de pessoas no mundo sofrem com o câncer, com a AIDS, com as coronariopatias, a fibromialgia também está presente nos ambulatórios, nos consultórios e nos hospitais. Portanto, vamos caminhar por este livro a fim de oferecer uma fonte segura e qualificada de informações. Se você conhece alguém com fibromialgia e esse foi o motivo de ter adquirido este livro, ofereça essa leitura a ele ou a ela. Talvez o conhecimento sobre a fibromialgia ajude no processo de restauração da saúde.

A tese de doutorado que escrevi sobre fibromialgia no Instituto de Medicina Social da Universidade do Estado do Rio de Janeiro (UERJ) contém informações em abundância e centenas de referências a grandes estudos científicos. Além disso, ela foi amplamente debatida ao longo do processo de doutoramento por diversos especialistas de universidades brasileiras, como antropólogos, sociólogos, filósofos, profissionais de Educação Física e médicos.

Assim, se você, como leitor, sentir a necessidade de uma pesquisa mais aprofundada em estudos científicos, não hesite em ter acesso à tese escrita em sua versão original. Mais importante que discussões e debates científicos que se expressam no texto é o vasto material empírico oriundo de entrevistas com mulheres diagnosticadas com fibromialgia de todo o Brasil. O sociológo Émile Durkheim (2009) provavelmente acertou ao afirmar que não precisamos estudar todos os casos de um mesmo problema para compreender sua forma mais elementar. Os relatos de mulheres do Rio de Janeiro, São Paulo, Pernambuco, Santa Catarina, Minas Gerais, Paraná, Pará – a despeito de características regionais e locais – constituem uma unidade discursiva sobre a fibromialgia.

Neste livro, analisamos sentidos que as mulheres com fibromialgia atribuem às práticas terapêuticas corporais realizadas no projeto de extensão:

Tratamento Interdisciplinar para Pacientes Portadores de Fibromialgia, da UERJ.[2] O objetivo geral foi apreender os sentidos que motivam essas mulheres a procurar essa proposta terapêutica, sobretudo interpretando os motivos que as fazem permanecer no tratamento. Utilizando uma abordagem socioantropológica, tentamos apreender e interpretar, por meio de análise qualitativa, o processo de adoecimento e sofrimento dessas mulheres.

Constatamos, com estudos referentes ao trabalho e ao adoecimento, e, empiricamente, com estudo de caso, o adoecimento de grande parte das mulheres com fibromialgia como fruto da perda de sentidos positivos para *o trabalhar* e *o viver*. Nossa hipótese central, mas não causal, é que essa perda é fruto direto da organização e do *regime social de trabalho* atual a que são submetidas essas mulheres.[3] A lógica do trabalho na sociedade capitalista atual vem contribuindo sensivelmente para a perda de sentidos e de identidades no trabalho, gerando, com isso, um processo de sofrimento[4] e adoecimento progressivo (Luz, 2010).

---

[2] O projeto de extensão *Tratamento Interdisciplinar para Pacientes Portadores de Fibromialgia* é coordenado pelo Laboratório de Fisiologia Aplicada à Educação Física (LAFISAEF) do Instituto de Educação Física e Desportos (IEFD) da UERJ. Está localizado na Rua São Francisco Xavier, nº 524 – 8º andar – Bloco F – Sala 8.104. Telefone: (21) 2234-0107 ou (21) 2234-0553. Foi fundado em 2000 e permanece ativo até os dias atuais, oferecendo tratamento público e gratuito.

[3] No grupo total de mulheres inscritas no projeto de extensão em 2009, 79% exercem alguma atividade profissional remunerada. As demais exercem trabalho doméstico, historicamente considerado um "dever" não remunerado, mas que pode contribuir igualmente para o adoecimento. O interesse central de nossa pesquisa são as mulheres que trabalham fora do lar, o que não significa que desprezaremos os dados empíricos oriundos de outras mulheres que não se encontram nessa situação.

[4] É importante ressaltar que Marx (2004b), ao tratar do trabalho alienado nos *Manuscritos econômico-filosóficos*, considera o trabalho alienado não somente como externo ao trabalhador e alheio à sua natureza, mas, também, como *gerador de sofrimento* em vez de bem-estar, pois não desenvolve livremente suas energias mentais e físicas. Pelo contrário, torna o trabalhador fisicamente exausto e mentalmente deprimido. O trabalhador, portanto, só se sente à vontade em seu tempo de folga; enquanto no trabalho, sente mal-estar. Surge a hostilidade e a insatisfação ante o trabalho, que provoca insatisfação em relação à própria existência.

Nesta obra, interpretamos a própria atividade de trabalho como geradora de sofrimento, em vez de realização pessoal e coletiva, e, com base nessa constatação, discutimos a existência de possíveis estratégias para contornar esse processo. Que estratégias são essas? Percebemos que as práticas corporais coletivas, quando portadoras de valores e sentidos solidários, podem ser estratégias sociais que contribuem para a diminuição da sensação de sofrimento e opressão no trabalho.

Considerando todos esses aspectos, na construção deste livro, estabeleci um conjunto de questões que serão respondidas ao longo dos capítulos:

a) Que sentidos e significados culturais os pacientes com fibromialgia atribuem a certas práticas corporais de saúde?
b) Existe relação entre perda de sentidos para *o trabalhar* e *o viver* e o processo de adoecimento e de sofrimento dos pacientes com fibromialgia?
c) De que modo a perda do tripé (laços sociais/pertencimento/vínculo no ambiente de trabalho) pode gerar adoecimento manifestado na forma objetiva da dor e na forma subjetiva do sofrimento?
d) Por que esse fenômeno não se manifesta de forma significativa nos homens? As diferenças quanto ao gênero se reduziriam ao biológico, ou estariam, como afirmam as Ciências Humanas, na ordem da cultura? Sabe-se que a cultura masculina estimula o homem a não sentir dor ou a não manifestar seu sofrimento. Em que medida o reconhecimento desses sintomas atestaria "fraqueza", contribuindo para que a maioria dos pacientes com fibromialgia sejam mulheres?

Se você, ao final da leitura, reconhecer que essas perguntas foram respondidas, tenho certeza de que este livro fará diferença na vida de milhares de pacientes e de profissionais. Responder a essas perguntas não foi fácil. Foi preciso uma pesquisa intensa de doutorado (que leva, em média, 4 anos) para formular conclusões sólidas e seguras.

Foram elaboradas hipóteses interpretativas, com base em dados da literatura, para orientar nosso estudo. As hipóteses não são axiomáticas, isto é, não foram elaboradas por verdades *a priori* para, depois, serem deduzidas num sistema. Todas as hipóteses foram construídas numa relação dialética entre o campo etnográfico (discurso e prática das pacientes) e a literatura especializada.

Não podemos deixar de mencionar os vários estudos de Luz (2001, 2005, 2006, 2007, 2008), importantes para compreendermos as relações entre adoecimento e valores capitalistas no trabalho: individualismo, competição, perda de valores solidários, fragmentação dos laços sociais, perda de cordialidade e solidariedade entre colegas, vazio nas relações sociais, solidão e produtivismo. Tais valores têm contribuído para o adoecimento coletivo, na medida em que não favorecem a coesão social, mas a desintegração.

Nesse sentido, esta obra coloca fundamentalmente em questão não somente as relações atuais entre normal e patológico, entre saúde e doença, mas, também, a produção de identidade dos indivíduos.

Ao longo do livro, procurou-se conceituar a fibromialgia enquanto patologia, e fornecer ao leitor um conjunto de dados epidemiológicos nacionais e internacionais. Esforçamo-nos por estabelecer uma relação entre dor, cultura e sociedade, tomando como eixo norteador alguns estudos socioantropológicos clássicos como o de David Le Breton (1995), *Anthropologie de la douleur*.

Uma parte importante deste livro concentrou-se na análise e na compreensão do regime produtivo e competitivo de trabalho com base na discussão sobre o neoliberalismo e a nova ordem social do trabalho. Essa análise é central para entendermos a relação da fibromialgia com o trabalho e com os possíveis direitos do INSS. Resumimos a discussão sobre a "era de ouro do capitalismo", caracterizada pelo *welfare state* e pelo modelo fordista de produção, e prosseguimos para discutir a crise estrutural do capital, que ocorreu a partir da década de 1970, provocando impactos na reestruturação produtiva que implicou mudanças significativas no regime social de trabalho. Diante disso, observa-se um aumento do ritmo e da intensidade do trabalho em diversas atividades profissionais, contribuindo para o adoecimento coletivo do trabalhador. Apresentamos os dados de nossa pesquisa documental sobre o *tipo ideal* de trabalhador produtivo almejado pelo mercado.

Você também encontrará neste livro uma discussão sobre a construção da medicina ocidental contemporânea como ciência das doenças centrada na diagnose. Apesar de seus inúmeros avanços, o sistema biomédico revela-se incapaz de dar conta de um sofrimento que se somatiza na forma de dor, trazendo inúmeras dificuldades para as especialidades médicas conseguirem lidar com essas mulheres adoecidas. Clínica médica, Reumatologia, Ortopedia, Fisiatria, Psiquiatria, Endocrinologia são especialidades consultadas pelas pacientes com fibromialgia, mas sem consenso sobre o conjunto de sinais e sintomas daquela paciente que se encontra sofrendo. Diante disso, as mulheres com suas dores demandam novos serviços de atenção e cuidados que reconheçam a singularidade do seu sofrimento.

Por fim, discutiremos as práticas corporais de saúde para mulheres com fibromialgia. A discussão sobre o fármaco como terapêutica dominante, visando controlar sintomas, foi seguida pela descrição e pela análise das práticas corporais de saúde como práticas terapêuticas e outros aspectos relevantes como a psicoterapia, o convívio com a família e as estratégias educativas. Constata-se, não apenas neste estudo, que cada vez mais os sujeitos da sociedade civil procuram formas de subverter a lógica dominante opressora e hostil com uso coletivo e cooperativo do corpo. A manifestação e a expressão coletiva do cuidado com o corpo contribuem para que essas mulheres fibromiálgicas possam estabelecer um novo olhar existencial sobre o seu ser.

Novas práticas corporais de saúde têm surgido a fim de ir além da normalização de sintomas de determinada patologia, sendo desenvolvidas em locais distintos, sobretudo, em projetos de extensão em universidades, com atendimento público e gratuito para a população, e projetos de prefeituras para idosos. Em geral, esses projetos buscam não apenas a recuperação da saúde, mas também autonomia e construção de sociabilidade entre as pessoas.

Ao longo do livro, há depoimentos de mulheres de todo o Brasil. Alguns depoimentos são mais extensos a fim de que o leitor possa ter a dimensão mais completa da situação a qual as mulheres sofrem. Da mesma forma, estabelecemos uma ordem lógica e didática na apresentação do contexto sócio-histórico (macroestrutural) e de suas implicações nas microrrelações cotidianas dessas mulheres, em especial no regime de trabalho adoecedor, quando não enlouquecedor. O que se percebe é a *geração crescente de sofrimento e adoecimento na vida de muitas mulheres* em virtude de um ambiente de trabalho hostil à saúde, que difunde, consciente ou inconscientemente, valores, significados e representações enraizadas na competição, na "batalha" profissional individualizada de valores e sentidos que não favoreçam os encontros alegres e o afastamento das tristezas. É comum as mulheres relatarem que ficavam em casa chorando, depressivas, melancólicas, com algias intensas; entretanto, depois que ingressam nas práticas corporais de saúde, relatam uma mudança significativa na maneira de encarar o adoecimento e os demais problemas da existência. Novos modos de viver se configuram, permitindo a essas mulheres uma vida menos dolorosa e mais feliz.

Nosso propósito foi abordar a dor em um plano antropológico, de analisar a relação das mulheres com a dor se perguntando como a trama social e cultural influencia suas condutas e valores. Sem esquecer, porém, que, se o sujeito é uma consequência das condições sociais e culturais, ele é, também, criador de significações. Nenhuma abordagem teórica pode ser definitiva para compreender a relação íntima do ser humano com sua dor, senão o fato de que ela remete a um sofrimento e, portanto, a uma significação e a uma intensidade própria para cada indivíduo em sua singularidade. Este livro se constitui de uma discussão analítica da *antropologia do corpo* junto com uma *sociologia do sofrimento*. A cultura está no centro empírico e conceitual deste livro, fazendo do corpo um universo de significação e valores. Procuramos mostrar como um estudo socioantropológico pode ajudar a esclarecer as práticas corporais com finalidades terapêuticas, fazendo surgir elementos que a Biomedicina geralmente negligencia: *a dimensão dos sentidos e dos valores e sua relação com o corpo e a doença dos sujeitos.*

1 Fibromialgia: o sofrimento que não cessa

A fibromialgia é uma síndrome reumática caracterizada por dor musculoesquelética difusa e crônica e por locais dolorosos específicos à palpação (*tender points*). Ela chega a atingir cerca de 2% da população brasileira e corresponde a 20% das consultas de Reumatologia. Frequentemente, é associada à fadiga generalizada, distúrbios do sono, dores de cabeça, rigidez matinal, dispneia, dificuldade de memorização e de concentração, ansiedade, alterações no humor e depressão. Os sintomas sofrem variações entre as pessoas. Os sintomas, aqui relatados, são os mais comuns. As dores corporais são frequentes no pescoço, nas costas, nos ombros, na cintura pélvica, nas mãos, mas qualquer local do corpo pode ser afetado (Cathebras, Lauwers e Rousset, 1998; Santos et al., 2006; SBR, 2004).

Segundo Sá et al. (2005), as primeiras descrições de sintomas fibromiálgicos datam de meados do século XIX. Contudo, somente em 1977, o reumatologista Hugh Smythe e o psicólogo Harvey Moldofsky detalharam o quadro clínico e propuseram diagnósticos objetivos. A maior incidência é no sexo feminino, com uma proporção de 6 a 10 mulheres para cada homem. A maior prevalência encontra-se entre 30 e 50 anos, podendo ocorrer, também, na infância e na terceira idade.

Um dos primeiros médicos a tentar definir o conjunto de sintomas, que hoje é conhecido como fibromialgia, foi Frederick Wolfe, diretor do Centro de Pesquisa sobre Artrite, em Wichita, Kansas, Estados Unidos, que se interessou pela condição clínica na década de 1970. Como muitos outros reumatologistas, ele estava percebendo um número crescente de pacientes que se queixavam de dor muscular difusa, mas que, após exames, não mostravam nenhuma evidência de inflamação muscular. Testes laboratoriais, raios X e biópsias de tecidos musculares não conseguiam demonstrar qualquer indício da patologia. Como não encontrou nada na literatura para explicar as misteriosas queixas musculares, decidiu avaliar muitos desses pacientes e introduzia os dados clínicos em seu computador.

Groopman (2000) relata que, em 1987, o doutor Wolfe reuniu vinte reumatologistas dos Estados Unidos e do Canadá para codificar o desconhecido transtorno. Seu nome é derivado do latim *fibro*, que indica o tecido conjuntivo dos tendões e dos ligamentos, e das palavras em grego *mio*, que significa "muscular", e *algia*, "dor". Seu critério de diagnóstico (quando o médico pressionar firmemente dezoito pontos no corpo e o paciente sentir dor em onze ou mais) foi adotado pelo American College of Rheumatology (1990), e a doença foi reconhecida oficialmente como síndrome (Wolfe et al., 2010).

Em 1990, o termo *fibromialgia* formalmente entrou no léxico médico, designando uma condição de persistência da dor muscular em todo o corpo. Dor que é frequentemente acompanhada por uma fadiga acentuada, insônia, cefaleias, distúrbios de humor, dificuldade de concentração e de memorização. Nos anos 2000, milhões sofriam de fibromialgia, mais de quatro vezes o crescimento de pessoas com câncer e seis vezes mais de pessoas com HIV. Noventa por cento dos pacientes eram mulheres (Groopman, 2000).

Em virtude do grande número de pessoas afetadas e do grau de debilidade, a fibromialgia tornou-se um assunto de interesse nacional. É caracterizada com maior regularidade em jornais, revistas, canais de televisão, sendo o foco de centenas de *sites* da internet. Em uma revisão da literatura sobre a prevalência de fibromialgia com base nos critérios propostos pelo American College of Rheumatology (1990), Cavalcante et al. (2006) encontraram dados apontando uma prevalência entre 0,66% e 4,4% na população mundial, que é mais prevalente em mulheres do que em homens, especialmente na faixa etária entre 36 e 60 anos. Os estudos com crianças, adolescentes e grupos especiais são escassos e pouco conclusivos. A prevalência de dor crônica difusa na população é superior à prevalência de fibromialgia, sendo encontrados valores entre 11% e 13%. Isso é muito importante: dor crônica não é fibromialgia. Todo paciente diagnosticado corretamente com fibromialgia tem como sintoma dor crônica, mas nem todas as pessoas com dores são pacientes fibromiálgicos.

A incompreensão por parte da comunidade médica, o desconhecimento por parte da sociedade sobre essa doença e a falta de diagnóstico médico preciso obriga muitas mulheres a suportarem o sofrimento sozinhas. Não raro, essas mulheres são taxadas de pessoas nervosas, "frescas", porque, até o momento, ainda não se encontrou qualquer método 100% eficaz (à luz da Biomedicina) capaz de estabelecer a causa das dores. Quando as causas não são precisamente identificadas, a terapêutica fica comprometida. Assim, cresce a busca por estratégias terapêuticas que possam, ao menos, minimizar a dor dessas mulheres.

O estudo de práticas corporais para mulheres com fibromialgia nos permite compreender o corpo e a corporeidade como um tema atual de estudo imerso numa trama complexa de sentidos e significados culturais, pois os próprios cuidados corporais implicam sentidos, motivações, valores e representações presentes na cultura.

Dotado de sentidos, o corpo humano se constrói e é construído por meio de práticas, ações, instituições e discursos, não se limitando a funções biológicas. Em outras palavras, compreendemos o ser humano como totalidade complexa. Estabelecido por um simbólico coletivo que o integra na complexidade e na cultura, o corpo humano é um elemento indissociável da sociedade, inseparável de uma percepção multidimensional, diferentemente daquela estabelecida pela medicina ocidental moderna (Saliba, 1999).

Pensar em práticas terapêuticas corporais implica investigar e compreender as estratégias, as táticas e as ações de enfrentamento do adoecimento e do sofrimento decorrente das diversas patologias crônico-degenerativas ou das incapacidades que acometem as pessoas na sociedade contemporânea. É preciso compreender que a saúde não pode ser categorizada apenas em dados físicos ou biológicos. As relações dos indivíduos com seu corpo, seu sofrer, seu adoecer, sua morte, bem como o sofrimento, o adoecimento e a morte de outros indivíduos são relações sociais. É preciso considerar a complexidade dessas dimensões, pois relações sociais podem contribuir tanto para o adoecimento como para a recuperação da saúde. As práticas corporais são manifestações objetivas da cultura corporal vigente.

Tanto as categorias *atividade física* como *exercício físico* privilegiam a dimensão biológica do ser humano. São conceitos produzidos pelo referencial teórico das Ciências Exatas e Biológicas. Já a categoria *prática corporal* como atividade privilegia o movimento corporal como dotado de sentidos, significados, interesses, necessidades e desejos. A prática corporal não tem por objeto de estudo o movimento corporal, mas o sujeito com uma história e de uma singularidade que se movimenta. Trata-se, portanto, de uma categoria que transcende a dimensão física na interpretação, na compreensão e na intervenção no corpo, pois há valores, sentidos e significados para cada uma das ações corporais.

Por práticas corporais coletivas, queremos significar formas de atividades físicas nas quais as pessoas se relacionam com base em características afetivas compartilhadas (Andrieu, 2008). O que elas têm em comum é encarado como o fundamento lógico da ação conjunta, caso das mulheres apresentadas neste livro. Características similares dos membros do grupo podem levar ao compartilhamento de ações, gerando uma solidariedade interna mobilizada no interior do grupo. Produz-se gradativamente uma regulação recíproca de afeto, cuidado e atenção, que proporciona a confirmação social da visibilidade de cada mulher *como sujeito* que merece acolhimento num serviço terapêutico não farmacológico voltado para o alívio do seu sofrimento.

A primeira hipótese interpretativa desta pesquisa, de caráter sociológico, é que as representações sociais em relação ao trabalho e ao trabalhar no regime de produção social capitalista contemporâneo contribuem para a geração de sofrimento dos sujeitos – levando à somatização, inclusive na forma de dor –, aumentando o número de diagnósticos de fibromialgia. A impossibilidade de responder à demanda do *tipo ideal*[5] de *trabalhador produtivo* no regime de trabalho atual gera sintomas manifestados corporalmente na

---

[5] Tipo ideal é uma construção conceitual elaborada com base em operação lógica indutiva. Trata-se de um elemento teórico-conceitual interpretativo do real. Para melhor compreensão, ver as obras do sociólogo alemão Max Weber.

forma de dor. Do nosso ponto de vista, precisamos interpretar os aspectos sociais e culturais que contribuem para o mal-estar[6] gerado, fazendo surgir ou mantendo morbidades coletivas.

Para compreender o que estamos chamando de trabalhador produtivo é preciso contextualizar o regime social de trabalho a partir da década de 1970. Nesse período, a crise do capitalismo revelou o esgotamento do modelo fordista de produção e do regime social de trabalho estabelecido até então. Uma nova maneira de organizar a produção e o regime social de trabalho foi implementada nos países capitalistas centrais e estendida para os países periféricos (chamados atualmente de países "em desenvolvimento" ou "emergentes"). Essa nova maneira de organização da produção e do trabalho foi chamada de *reestruturação produtiva*. Esta impôs um novo modelo de produção para substituir o anterior, considerado custoso e pouco flexível, a fim de atender à lógica do mercado quanto à produção, à circulação, à distribuição e ao consumo de mercadorias.

A ideia de empresas com número reduzido de trabalhadores, flexibilidade da produção, atendimento veloz e com qualidade, estoque zero para diminuir os custos, flexibilização das leis trabalhistas e terceirização de serviços compôs essa *reestruturação produtiva*. O objetivo é aumentar a produtividade sem aumentar os custos da produção, em especial, sem aumentar a mão de obra empregada (o que gerou sobrecarga de trabalhado para cada trabalhador).

Tornou-se comum o corte de trabalhadores sem que houvesse diminuição na produtividade, sobretudo em razão da incorporação de tecnologias, como a informatização e as telecomunicações. A jornada de trabalho foi ampliada, acompanhada de imensa campanha para que o trabalhador "vestisse a camisa da empresa". O uso crescente da informática e da automatização dos postos de trabalho não conseguiu eliminar as doenças relacionadas ao

---

[6] Queiroz e Canesqui (1986) afirmam que as Ciências Sociais, dentro do campo da saúde, passaram a concentrar-se no comportamento social com relação ao mal-estar, já que este configura uma área aberta para diferentes interpretações cosmológicas e padrões de comportamentos, variando conforme a experiência social do indivíduo. A importância dos estudos sociais sobre o mal-estar foi justificada durante bom tempo pelo fato de ser a percepção subjetiva dos indivíduos em relação aos seus sintomas, que os levam a perceber a doença e a procurar um médico.

trabalho. Patologias, mesmo sem agente etiológico específico, continuaram a surgir, como os transtornos psíquicos associados ao trabalho, *burnout* (esgotamento profissional), tentativas de suicídios, entre outros. As síndromes musculoesqueléticas fazem parte deste novo momento histórico.

Em um levantamento preliminar realizado em junho de 2008, no projeto de extensão da UERJ, constatamos que cerca de 47% das mulheres afirmavam que o nível de estresse no trabalho era elevado ou muito elevado. Cerca de 22% estavam de licença médica do trabalho por causa da dor. Outros estudos constataram que 58% das mulheres que adoeceram, em 2003, em razão do trabalho, apresentaram dores musculoesqueléticas (Jeanneau, 2008; Quéruel, 2008).

Na população brasileira, estima-se que o trabalho seja um fator etiológico em 77,9% dos casos de fibromialgia, e outras evidências sugerem que a fibromialgia pode ser considerada uma doença ocupacional (Álvares e Lima, 2010).

Em contrapartida, outros dados empíricos oriundos de estudos etnográficos ajudaram a corroborar a interpretação inicial. Existem inúmeras mulheres, entre as que trabalhavam, que, após a permanência de um ano ou mais nas práticas terapêuticas corporais, melhoraram de forma significativa. O quadro clínico evoluiu, as dores diminuíram e a alegria de viver aumentou. No entanto, nas 24-48 horas anteriores ao retorno ao trabalho, o quadro clínico piorava bruscamente, com aumento agudo da dor, ocorrendo, não raro, entradas em emergências de hospitais.

Trata-se, portanto, de uma questão de compreender este novo regime social de trabalho que impôs mudanças no ritmo e na intensificação das atividades laborais. O bom trabalhador deve ser aquele disponível a deslocar-se a qualquer momento a pedido da empresa, abrindo mão de seus desejos e interesses pessoais e familiares. Com isso, aumenta-se a perda da identidade profissional. O trabalho deixa de ser compreendido como meio de expressão de sentidos para a vida. Assim, cada vez mais, constatamos a existência de sofrimento relacionado à pressão no trabalho, falta de reconhecimento e desconhecimento acerca da importância daquilo que se faz, além da falta de perspectiva de crescimento profissional.

A instauração de uma nova forma de organização entre capital e trabalho que possibilitou o advento de um trabalhador mais qualificado (participativo, multifuncional, polivalente e produtivo) contribui, ao mesmo tempo, para maiores índices de adoecimento e de sofrimento. De fato, trata-se de um processo de organização do trabalho cujo efeito é a intensificação das condições de exploração[7] da força de trabalho. A questão que se torna relevante, então, é compreender como as mulheres estão vivenciando essas novas condições, marcadas por forte demanda pela produtividade no trabalho, e de que modo essas mutações vêm afetando sua subjetividade e sua identidade. Quando estabelecemos nossa hipótese relacionando o regime social de trabalho com o adoecimento corporal dessas mulheres, estamos indo ao encontro da sociologia de Bourdieu (2007), que elege o corpo como lugar privilegiado de investimento da estrutura social.

Assumindo o trabalho como dimensão constitutiva da subjetividade, inerente à própria condição humana, parece-nos que o sofrimento e o adoecimento aumentam diante da ausência de valores de solidariedade nas relações no ambiente de trabalho, o que tem levado a um desencantamento[8] com a atividade profissional e, consequentemente, com a vida. O trabalho torna-se vazio de sentidos. Ele, que conferia historicamente identidade ao sujeito, no

---

[7] A exploração do trabalhador e o regime adoecedor de trabalho não se originam no século XX, embora sejam exacerbados em alguns aspectos. Pode-se mencionar que Engels (2008), em 1845, publicou *A situação das classes trabalhadoras na Inglaterra* sobre a exploração da classe operária por ele observada ao viver na Inglaterra, para onde sua família o enviara por causa de uma filial da firma paterna em Manchester. Da mesma forma, Marx argumentou que o modo de produção capitalista, ao produzir uma cisão entre trabalho e trabalhador, priva o trabalhador dos objetos indispensáveis não somente para o viver, mas, também, para o trabalhar.

[8] Usamos aqui a expressão "desencantamento" de forma semelhante a que Max Weber (2004) utilizou. A expressão weberiana "desencantamento do mundo" (*entzauberung der welt*) diz respeito ao declínio, em parte, da religiosidade e do pensamento mágico das sociedades com a modernidade e a racionalização das atividades humanas. A modernidade, de acordo com Weber, assinala o declínio irreversível da religião. A Ciência substituindo as crenças, a Medicina substituindo as preces, o tecnicismo substituindo a magia e a política substituindo a religião. O desencantamento do mundo não diz respeito somente ao desencantar o mundo pela religião, mas também ao fato de que a Ciência não consegue dar sentido completo ao mundo, tirando o sentido mágico do mundo e propondo explicações parciais e limitadas dos fenômenos que ocorrem.

produzir sentidos para a vida, já que é considerado uma das expressões da criação na existência humana,[9] tem sido transformado, pela lógica de mercado que impregna todas as relações sociais, em mercadoria. Na teoria marxista, o sistema capitalista tende a transformar todas as coisas em mercadoria (o fetichismo da mercadoria). Se todas as coisas tendem a se transformar em mercadorias, inclusive a força humana de trabalho, então, como pensar uma maior autonomia dos sujeitos no regime social de trabalho adoecedor?

Ao escrever *A miséria do mundo*, Bourdieu (2003) destaca a perda da antiga sociabilidade e o sentido da vida no trabalho, em consequência das bruscas mudanças causadas pelas transformações capitalistas que fragmentaram o Estado Social relatado por Castel (1995).

Perde-se, então, a ética solidária característica do mundo do trabalho até o início da segunda metade do século XX, em que os valores coletivos partilhados pelos trabalhadores geravam uma sociabilidade que poderíamos chamar de *cultura do trabalho*, capaz de amenizar a dureza das condições de vida geradas pelo regime laboral. Diante disso, aumenta o adoecimento coletivo, motivador de grande parte do absenteísmo e de dispensa médica do trabalho, situação agravada pelas relações sociais competitivas na contemporaneidade.

As relações humanas são tratadas como coisas, com crescente competitividade, individualismo e demanda por produtividade no mundo das atividades de trabalho, o que tem levado à perda gradativa da solidariedade, do sentimento de pertencer a uma coletividade e, por fim, à fragmentação da identidade social no trabalho. A precarização das condições de trabalho e a falta de estímulo aos laços sociais sólidos e duradouros fundamentados numa ética contribuem para a *perda do sentido positivo do trabalho* e, consequentemente, da *vida*.

---

[9] A importância do trabalho na existência humana é tão grande que a teoria marxista coloca o trabalho, enquanto capacidade de produção humana, como o fator determinante de diferenciação entre homem e animais. Para Marx, a história da humanidade é a produção do homem pelo trabalho humano, considerado uma atividade social, que implica necessariamente um laço social de cooperação, de socialização e organização coletiva. Sem o trabalho não haveria, portanto, sociedade e, consequentemente, existência. Marx (2004a, 2005) toma essa ideia de Hegel, para quem o homem transforma o mundo essencialmente pela ação de lutas e de seu trabalho, ação que nasce do desejo humano não natural sobre a natureza e a sociedade.

Entretanto, a busca da melhora de produtividade tornou-se o objetivo que dá sentido às atividades da vida social dos trabalhadores. Os trabalhadores tendem a ajustar-se tão completamente ao regime atual de produção que não conseguem mais reconhecer-se como sujeitos fora do ambiente do trabalho. Tomam para si a identidade de instrumentos de produção ao adotarem a categoria de *produtividade* como norma central do viver. A produtividade torna-se o cerne do mundo do trabalho. Reengenharia, *lean production*, *team work*, *just in time*, eliminação de postos de trabalho, aumento da produtividade, qualidade total fazem parte do ideário de *trabalhador produtivo*. Essas novas tendências têm sido responsáveis por um nítido processo de intensificação do trabalho, com o consequente aumento da insegurança no emprego, do estresse e das doenças decorrentes da atividade laborativa (Luz, 2001, 2005, 2007, 2008).

Queremos, portanto, ressaltar a crise do estado de bem-estar social e a desagregação das identidades coletivas como intimamente relacionadas ao desemprego estrutural, à precarização do trabalho e ao adoecimento coletivo do trabalhador. As relações de precariedade *do trabalho* e a maior demanda por produtividade *no trabalho* contribuem para a fragilidade dos laços de proximidade e a ruptura, parcial ou total, do sentimento de pertencimento[10] ao mundo do trabalho. As mulheres, incapazes de dar conta dessa demanda profissional, acrescida à demanda histórica de maternidade e de boa esposa,[11] passam a vivenciar o regime de trabalho como gerador de sofrimento, que se manifesta na forma de dor. Esta se configura como a expressão cultural de um adoecimento coletivo impulsionado por esse regime social de trabalho considerado e vivenciado como opressor e hostil à saúde.

---

[10] Para Kokoreff e Rodriguez (2005), o trabalho perdeu seu grande papel de integrador e sua capacidade de dar sentido às identidades coletivas.

[11] Quando nos referimos ao aumento das demandas sobre as mulheres contemporâneas, há dados que corroboram esses argumentos. Segundo o Instituto Brasileiro de Geografia e Estatística (IBGE, 2010), por meio da Pesquisa Nacional por Amostra de Domicílios (PNAD), entre as mulheres que têm emprego, 87,9% cuidam dos afazeres do lar; enquanto, entre os homens, esse número não chega nem a 50%. O número médio de horas semanais dedicado a tarefas domésticas pelas mulheres é de 20,9. Para os homens, não chega nem a 9 horas.

Ressaltamos que essas mulheres não buscam apenas se afastar de suas atividades profissionais, mas estabelecer laços sociais em teias afetivas rompidas. Uma estratégia é a elaboração de grupos constituídos em torno de práticas corporais coletivas cooperativas e solidárias que reforçam o vínculo social e o sentimento de pertencimento. Tais práticas corporais resgatam o valor dessas mulheres, revitalizando trocas afetivas baseadas no acolhimento, no cuidado e na atenção. Aparentemente, seria contraditório tratar mulheres com fibromialgia – que apresentam algias intensas – com práticas corporais. No entanto, o movimentar-se coletivamente recebe significação que minimiza o sofrimento e implica, consequentemente, alívio da dor e ressignificação da experiência humana. A possibilidade de agenciamento dos sujeitos nas práticas corporais nos ajuda a compreender a importância de trabalhos socioantropológicos focados na ação social. Constitui-se uma antropologia da experiência (do corpo e do adoecimento) e, até mesmo, das emoções.

A dor, enquanto sensação ou discurso, forma uma linguagem social entre as mulheres com fibromialgia. Essa linguagem, compartilhada ao longo da permanência em um tratamento interdisciplinar, permite a produção de laços de amizade entre as mulheres que levam à formação de identidades e sentimentos de pertencimento. A tensão entre individualidade e pertencimento coletivo, entre indivíduo e sociedade é amenizada em virtude de um *télos* comum: a prática corporal coletiva. Esta, como um meio para saúde, torna-se o motivo de estar no projeto de extensão em razão desses laços sociais formados.[12] Logo, estudar discursos e práticas corporais implica analisar como os atores sociais pensam a si próprios e aos outros, compartilhando espaços, sentimentos, sensações e identidades.

Essas práticas corporais são estratégias diante da lógica do trabalho no sistema capitalista, que vem produzindo problemas coletivos de saúde, gerando cada vez mais adoecimentos. Para Castel (1998), a vulnerabilidade e a

---

[12] Muitas mulheres saem de suas casas, tomam uma ou duas conduções e vão ao projeto de extensão, mesmo quando estão com muitas dores e sem condições psicofísicas de realizar os exercícios físicos. Durante a observação etnográfica, ao questioná-las porque não ficaram em casa repousando, afirmam que sair de casa para encontrar o *grupo* é a maior alegria da semana.

instabilidade no trabalho são consequências de problemas estruturais na sociedade contemporânea. Os indivíduos são colocados cada vez mais em uma "situação de flutuação" na estrutura social. Muitos estão à margem do trabalho: desempregados por longos períodos (mesmo sendo qualificados), jovens à procura de emprego e que passam de estágio a estágio sem estabilidade profissional, e os mais velhos, que são vítimas do desemprego maciço e dos processos de "rejuvenescimento" das empresas. Os pertencimentos ao trabalho rompem-se e os suportes relacionais, antes existentes no trabalho, estão, cada vez mais, ausentes.

O trabalho, que deveria ser uma atividade na qual o homem pode afirmar-se, desenvolver todas as suas potencialidades, torna-se produtor de sofrimento e adoecimento. O trabalhador sente-se exterior ao trabalho, considerado um meio a serviço de um fim alheio. O trabalho, que pertenceria especificamente à espécie humana, instância produtora de identidade e humanidade, torna-se vazio de sentidos. Conforme afirma Marx (2004a, 2008), o trabalhador torna-se um *monstro do trabalhar*. O regime social de trabalho neoliberal esvazia o trabalhador de sua humanidade e de sua saúde. Diante disso, constata-se cada vez mais hostilidade, revolta, pânico (ou no polo oposto: apatia, desânimo, melancolia) ao trabalho contemporâneo. Quando se produz tal relação de hostilidade entre o ser humano e o trabalho, a perda de significação perante a vida e o desencantamento geram adoecimento não só no plano físico, mas no existencial. Quando o mundo do trabalho é fragmentado para o sujeito, o próprio sujeito também o é. Como Lukács (1978) já havia dito, quanto mais aumentam a racionalidade e a mecanização do processo de trabalho, mais o trabalho perde seu caráter de atividade para tornar-se uma atitude contemplativa alienada.

Há, no entanto, aqueles que ainda conseguem manter-se no trabalho, ou melhor, no emprego. Esses cada vez mais se encontram em situação precarizada e acometidos por "doenças do trabalho". "Alergia ao trabalho" e "medo do trabalho" são situações crescentes aliadas à insatisfação com o trabalho. Pessoas estão somatizando seu sofrimento na forma de diversos sintomas e patologias, principalmente a dor muscular.

As doenças musculoesqueléticas causam impacto significativo na população trabalhadora, pelo sofrimento físico e psíquico, com repercussões sobre a vida social, além de incapacidades e limitações cotidianas. Dias perdidos de trabalho, altos custos com tratamentos e indenizações são frequentes em diversos países. O interessante é que a *falta de reconhecimento e de respeito no trabalho*, assim como o *estresse no trabalho*, são fatores de risco para a lombalgia, o que, por sua vez, reforça nossa hipótese de que há relações entre o sofrimento no trabalho (ou decorrente do trabalho) e as doenças musculoesqueléticas. Em decorrência disso, o absenteísmo no trabalho aumenta, como a procura por diversas terapêuticas. Por mais que demandas físicas laborais possam contribuir para o adoecimento (como no caso das posições e das posturas), constatamos cada vez mais a conexão entre o regime de trabalho – vivenciado de forma opressora – e o sofrimento.

É nesse sentido que afirmamos que o amálgama entre estresse/tensão no trabalho, ritmo e regime de trabalho caracterizado por alta exigência de produtividade e competitividade contribui para o adoecimento e, consequentemente, sofrimento, que se manifesta na forma corporal de dor. O foco deste livro são as práticas corporais coletivas que podem ressignificar esse adoecimento. Essa elaboração de novos sentidos se dá pela construção de uma identidade coletiva de grupo, de um sentimento de pertencimento coletivo e de vínculos que possibilitam lidar melhor com o sofrimento.

Ortega (2008) ressalta que nossa cultura tem tratado a dor como algo a ser suprimido, como um escândalo intolerável numa sociedade que não reconhece mais nem o sofrimento nem a morte como constitutivos da condição humana. Essa mesma sociedade – auxiliada pela Biomedicina – não trata a dor como fato existencial, que tem uma dimensão social, cultural e histórica, mas como um dado fisiológico, ou antes, patológico, medicalizável.

Em nossa análise socioantropológica, ressaltamos que o ponto de partida para a compreensão da dor, enquanto manifestação corporal do mal-estar contemporâneo que atinge as mulheres, está *necessariamente ligado a uma experiência de sofrimento e contingencialmente ao regime social de trabalho*. Conforme aponta Alves (1993), é a experiência de sentir-se mal que origina as representações da doença e põe em movimento a nossa capacidade de transformar essa experiência em um conhecimento sociocultural.

É por meio das impressões sensíveis, produzidas pelo mal-estar físico e/ou psíquico, que as mulheres com fibromialgia se consideram doentes. Processos ou estados patológicos podem estar presentes no nosso corpo sem que tenhamos consciência deles. Só quando transformada em sintomas, em impressões sensíveis, é que a fibromialgia torna-se uma enfermidade, uma síndrome, uma patologia. A fibromialgia é subjetivamente dotada de sentido na medida em que é afirmada como real para as mulheres estudadas. É real porque tem origem no cotidiano dessas mulheres, provocando limitações funcionais, afetivas e profissionais. Os padrões culturais que essas mulheres utilizam para interpretar os sinais e os sintomas da fibromialgia são criações sociais, formados com base nas ações, nas interações e nas relações existentes na cultura.

A dor crônica dessas mulheres pode ser considerada a somatização do sofrimento. Entendemos sofrimento não como um dado da natureza (necessário e universal), mas, como afirma Brant e Dias (2004), uma posição designada, assumida e reconhecida, culturalmente, entre sujeitos históricos. O sofrimento é, portanto, contingente na existência. Ele se configura como uma reação, uma defesa, uma manifestação da insistência em viver sob circunstâncias que, na maioria das vezes, não é favorável ao ser humano. O sofrimento, além de sua linguagem que permite a essas mulheres identificarem e reconhecerem a dor, inscreve-se no corpo. Não é sem razão que Brant e Dias (2004) concluíram que dores de cabeça, sono incompleto ou intranquilo, sensações desagradáveis no estômago, má digestão, tremores nas mãos e falta de apetite são somatizações do sofrimento na população-alvo estudada.

Foi necessário, também, investigar a maior prevalência de fibromialgia entre mulheres, principalmente em nosso campo etnográfico composto por 100% de mulheres. Essa maior prevalência de fibromialgia entre mulheres está diretamente relacionada à cultura masculina de afirmação da força, do desempenho e da competição, na qual o homem tem o papel ativo; e a mulher, o passivo. Sabemos que os homens não exprimem, em geral, na vida pública, a dor, pois isso atestaria fraqueza, aproximação com o feminino. Além disso, a mulher se insere de forma significativa na lógica da competitividade, da produtividade, do desempenho profissional a partir da segunda metade do século XX. Assim, culturalmente, as mulheres estão há pouco tempo, se comparadas aos homens, na luta da competitividade profissional. Devem manter, sobretudo, os papéis culturais de "boa mãe", "boa esposa", além de "boa profissional".

O estado de sofrimento das mulheres fibromiálgicas está além da dimensão biológica ou psicológica. A fibromialgia seria, portanto, uma forma de expressão do existir da pessoa, *um mal-estar na cultura que se exprime na superfície corporal.* Trata-se de compreender a construção social e cultural da dor, ou seja, mergulhar no íntimo da subjetividade humana em sofrimento para tentar compreender como o ser humano expressa esse sofrimento e como se comporta com isso. A dor se distingue de uma simples mensagem sensorial em excesso. Quando integrada em termos de significação de valor, a dor nunca é propriamente fisiológica. A Anatomia e a Fisiologia são insuficientes para explicar as variações culturais da dor e do sofrimento. A forma pela qual o homem se apropria de sua relação com o mundo e com seus pares compõe uma trama decisiva para sua apreensão (Le Breton, 1995).

O corpo, em geral, é tratado pela Sociologia como forma biológica moldada pela sociedade, sendo encarado como uma via de acesso para compreender os fenômenos sociais. Nessa perspectiva, as expressões corporais são reveladoras das lógicas socioculturais. Durkheim (2007a, 2007b), Mauss (2003b), Lévi-Strauss (2003, 2006) e outros autores compreendem o corpo como um substrato produzido pela dimensão simbólica da sociedade, enfim, por sua estrutura. No âmago do movimento corporal se inscreve a lógica social. Ao estudarmos os gestos, as mímicas, a aparência física, o sofrimento, os divertimentos, as caretas, os modos de andar, estudamos a própria cultura.

Marcel Mauss (2003b), o pioneiro da socioantropologia do corpo, mostra-nos como o corpo é produto da cultura. Há movimentos corporais que consideramos ser de ordem biológica, fisiológica ou orgânica, mas que, na realidade, são da ordem da cultura. Mauss utiliza a categoria *técnicas corporais* ou *técnicas do corpo* para designar as formas pelas quais os seres humanos utilizam seus corpos em cada cultura. Todo gesto corporal pode ser considerado uma técnica corporal na medida em que uma lógica sociocultural é inscrita nesse corpo.

Contudo, Le Breton (1995) argumenta que a sociedade também é moldada pelo corpo. A própria cultura é produzida e construída pelo uso do corpo. As interações sociais corporais (olhar, fisionomias, sentimentos, esportes etc.) contribuem diretamente para a construção da cultura. Nesse contexto, o corpo, com base nas práticas corporais de saúde, produz e reproduz a sociedade. As práticas corporais, como conjunto de ações, táticas, estratégias conservadoras ou subversivas, num determinado *campo*, são capazes de produzir interações sociais com sentidos compartilhados. A dinâmica social pode ser compreendida na dinâmica corporal e vice-versa. A sociedade molda os indivíduos, mas, ao mesmo tempo, depende completamente das ações e das disposições deles. Nesse sentido, o conceito de *habitus*, de Bourdieu (1984), articula o corpo e a sociedade, a ação e a estrutura, pois o *habitus* se forma no envolvimento do agente num domínio prático já estruturado, e uma vez formado funciona como princípio que gera e organiza novas práticas. Existe uma influência recíproca entre ação e estrutura.

Não se pode deixar de mencionar que estudos biomédicos de caráter quantitativo procuram avaliar os benefícios dos exercícios físicos para mulheres com fibromialgia. Holla et al. (2009) constataram que exercícios recreativos contribuem para a melhora da saúde e da qualidade de vida de pacientes com doenças reumáticas, incluindo a fibromialgia. Outros estudos, como os de Suman et al. (2009) e Goldenberg (2009), ressaltam a importância de tratamentos multidisciplinares para pacientes com fibromialgia, usando o tripé: exercício físico, psicoterapia e farmacoterapia. Esse tipo de estratégia tende a minimizar a dor crônica musculoesquelética, a fadiga e as alterações do sono, assim como atuar nas comorbidades, a exemplo de ansiedade e depressão.

O método de pesquisa utilizado em nosso estudo não procurou "explicar" a etiologia da fibromialgia, tampouco seu tratamento, mas compreender os sentidos que o próprio ator social atribui à sua conduta e ao seu comportamento nas práticas corporais coletivas. Foi realizado um estudo de caso qualitativo socioantropológico sobre práticas terapêuticas corporais para pacientes com fibromialgia. Se essa pesquisa fizesse uso de uma abordagem teórico-conceitual psicológica (campo "psi", como é conhecido), partiríamos da conduta individual dessas mulheres com fibromialgia e buscaríamos analisar a vida mental de cada uma, a fim de identificar as propensões intrapsíquicas pelas quais tenderiam a exprimir-se pelo quadro clínico-comportamental fibromiálgico. Nesse caso, a explicação do adoecimento seria restrita à mente dos sujeitos. A fibromialgia seria entendida estritamente como psicopatologia.

No entanto, poderíamos optar por uma abordagem biomédica procurando "desvendar" as causas da fibromialgia e a terapêutica mais eficaz para tal "patologia". Estaríamos na corrida da busca pelo agente patogênico e pela cura. Essa pesquisa reconhece a importância das duas abordagens anteriores, mas as rejeita (por ora) enquanto única forma metodológica, teórica, conceitual e epistemológica de produção de conhecimento. Partiremos da análise sociocultural para compreender a conduta dessas mulheres, pois consideramos o adoecimento inserido numa dada situação histórica e cultural. Não que a ação individual não tenha significação, factual ou teórica, mas o mundo social e cultural impõe (de forma coercitiva ou não) formas de adoecimento e sofrimento. Teorizar sobre a fibromialgia e a cultura nos permite incluir o agente que sofre no contexto em que vive, e não simplesmente fazer suposições sobre causalidades possíveis.

Le Breton (1995) afirma que, na constituição do mundo simbólico, ou seja, repleto de significados e valores produzidos pelo homem, a dor é sem dúvida um dado fundador. Sem a dor, o ser humano está totalmente à mercê do meio que lhe pode ser hostil e até fatal. A dor protege o ser humano das numerosas ameaças que pesam sobre sua condição humana. *Não é sem fundamento, portanto, que a dor surge como sintoma principal no quadro de trabalhadores e trabalhadoras que adoecem em razão da sobrecarga de exigências profissionais.* Ela exerce uma proteção do organismo pela reação imediata que suscita, constituindo um traço na memória que nos conduz a agir de maneira mais cuidadosa. Desde cedo, sentir dor conduz a criança a reconhecer a fragilidade da condição humana. A dor é algo que se aprende desde criança, porque ela limita nossas ações inadequadas.

Contudo, não podemos compreender a dor ingenuamente como uma simples reação de defesa. Embora se mostre presente no caso de uma queimadura ou de uma mutilação, ela pode ser silenciosa no desenvolvimento de um câncer letal. Pensar a dor somente como uma reação de defesa é minimizar a complexidade do fenômeno. Aliás, pensar nela como reação de defesa é compreendê-la como algo necessariamente positivo. Câncer, tuberculose e cardiopatias podem apresentar quadros clínicos isentos de algias e provocarem a morte inesperada do sujeito. De fato, a dor é sempre um acontecimento que diminui a existência humana, paralisando-nos e nos tornando doentes, incapazes e menos autônomos.

Compreendendo que a dor se distingue de uma simples mensagem sensorial excessiva, ela colabora para que as mulheres com fibromialgia constituam uma identidade coletiva em torno do sofrimento que as acomete, ao mesmo tempo em que procuram livrar-se dessa dor.

Na discussão socioantropológica sobre gênero, foi possível compreender que a fibromialgia, enquanto fato social, insere-se no contexto histórico de construção social da dor como fraqueza e enfraquecimento da masculinidade. Segundo Villela e Oliveira (2007), na década de 1980, a discussão que se iniciava sobre gênero e saúde no Brasil estava relacionada a uma agenda do movimento feminista, em que o tema da saúde era prioritário, pressionando os governos para atenção à saúde das mulheres para além dos cuidados durante a gestação. Na década de 1990, a importância do movimento social de luta contra a AIDS produziu, na abordagem de gênero, o reconhecimento da diversidade sexual, bem como a importância do reconhecimento das masculinidades e suas demandas específicas para a saúde.

No século XXI, o enfrentamento da violência, em todas as suas formas de expressão, vai permear as agendas dos diferentes movimentos sociais e entra na saúde articulado à discussão de gênero. As mulheres ainda sofrem com parceiros violentos, sobrecarga de trabalho e baixa remuneração. A incorporação da abordagem de gênero na saúde implica o esforço de desvendar como as ideias de feminilidade e masculinidade permeiam as práticas sociais, definindo comportamentos, sentimentos e interações humanas, de maneira que possibilite intervenções mais efetivas sobre sua saúde. Dito de outra forma, a pretensão é de que as ações do diagnóstico e do tratamento possam considerar que as dimensões biológicas, ou mesmo as biopsicossociais envolvidas na produção de doenças, queixas e sofrimentos, são marcadas pelo gênero, matriz fundante de produção de identidade, de subjetividade e de sociabilidade dos indivíduos humanos.

Percebemos, em nossa pesquisa, que as mulheres internalizam o discurso biomédico e cultural das diferenças naturais/biológicas entre homens e mulheres, legitimando a produção histórica delas como sexo frágil. Como afirma Michel Foucault (1976b, 1989), precisamos nos confrontar com os discursos e com as práticas culturais que fizeram aquilo que somos, estabelecendo diferenças naturalizadas entre homens e mulheres de tal forma que nos encaixamos nesses modelos de homem viril e mulher frágil. A produção de subjetividade ao longo da história ocorre com certa eficácia que não percebemos os jogos de verdade, tampouco os jogos de linguagem (Birman, 2002), que se estabelecem em torno dos predicados atribuídos aos conceitos de homem e mulher. Naturalizamos e internalizamos características e atributos específicos para cada um dos gêneros, aceitando, ora com passividade, ora com resistência, os discursos de verdade em torno da fibromialgia como doença feminina.

As mulheres fibromiálgicas guardam caladas dentro de si um sofrimento contínuo. Em virtude da intensidade crescente, da opressão e da impotência de se libertar desse sofrimento, este se expressa na forma de dor corporal. Não pesquisamos homens com fibromialgia por causa da inexistência desse público em nosso campo de pesquisa, todavia, os dados sugerem que tanto homens quanto mulheres padecem dessa síndrome.

A expressão dos modos de viver socialmente adotados é um indicador da saúde, conforme Canguilhem (1975). As normas fisiológicas e os modos de reação e de comportamento dependem de normas culturais. O ser humano, ao contrário dos animais de laboratório, jamais recebe os estímulos do meio em seu estado bruto e puramente físico-químico, mas experimenta as sensações pela variação social. Não é sem razão que a fisiologia humana é sempre compreendida como uma fisiologia aplicada para o ser humano: fisiologia do esporte, fisiologia do trabalho, fisiologia das emoções etc. A fisiologia humana não é o estudo biológico do homem enquanto espécie, mas o estudo biológico do homem em situações culturais que implicam alterações na homeostase, ou melhor, na normatividade vital. Logo, estudar a saúde de mulheres, assim como seu adoecimento e sofrimento, leva-nos a ressaltar as múltiplas determinações no processo de adoecimento. *Aspectos biológicos, psicológicos, históricos e culturais se misturam produzindo subjetividades contemporâneas.*

Dor e sofrimento no cotidiano

Em determinados momentos, só de encostar em mim eu morro de dor. Tomo em média quatro analgésicos por dia e Rivotril por conta própria. A minha cabeça dói todos os dias e a única coisa que faz eu me sentir melhor é comer doce e massa. Não faço a menor ideia do que pode ter causado. Fui ao vascular, ao ortopedista e ao neurocirurgião. Ninguém encontrou problema nenhum. Fiz dezenas de exames até que o neurocirurgião desconfiou da fibromialgia, fez alguns exames físicos e pediu para eu procurar com urgência um reumatologista especializado no assunto. Acabei admitindo isso na minha cabeça, mas ficou insuportável. Em momentos de estresse, parece que eu tomei uma surra. Dói do fio de cabelo até o pé, principalmente quando encostam em mim. Juntando tudo isso, minha vida pessoal está uma merda. Hoje está parecendo que eu tomei chicotada. No meu trabalho dizem que eu sou hipocondríaca por causa dos remédios que estou tomando. Na minha casa ficam dizendo que eu pareço uma velha. Eu nem falo mais que estou com dor porque as pessoas ficam me sacaneando. (26 anos, solteira, professora, Rio de Janeiro)

A dor crônica "inexplicada" pode ser uma manifestação somática de um sofrimento psíquico. Nesse sentido, dores musculoesqueléticas seriam o resultado de questões emocionais e psicológicas. Assim, durante o exame clínico, o médico precisa levar em consideração a dimensão psíquica e buscar, na anamnese, os antecedentes de alguma história psíquica traumática, a fim de evitar a cronicidade do sofrimento e do surgimento de comorbidades. O fato de muitos pacientes não apresentarem alterações fisiológicas objetivas reforça o discurso de que a fibromialgia é uma psicopatologia. Os pacientes de fibromialgia muitas vezes são considerados pacientes psiquiátricos, embora ela não esteja classificada no manual internacional de transtornos psiquiátricos (APA, 1994). Todo adoecimento que causa um desconforto epistemológico para as especialidades biomédicas, dificultando o consenso diagnóstico, é encaminhado para as áreas "psi". A racionalidade médica científica ocidental (Biomedicina) reconhece a legitimidade da patologia com base nos exames biomédicos. Quando os exames não conseguem "ver" a doença, o quadro clínico torna-se incerto e o sujeito é enviado ao psiquiatra.

No que diz respeito às doenças psiquiátricas, Rosenberg (2006) faz uma análise para ressaltar o quanto é imprecisa a delimitação da doença psiquiátrica. Diversos dilemas são colocados e nos mostram como estamos longe de aceitar e de precisar as fronteiras de doenças que não possuem identidades somáticas. É nesse sentido que, na construção social e médica de certas doenças, a legitimidade social só se estabelece quando há uma etiologia somática. Embora a predominância de explicações reducionistas tenha uma longa história na explicação dos comportamentos (e sentimentos) humanos, ela possui um lugar especial hoje. Nunca fomos tão pressionados com as "verdades" das Neurociências. A Biologia Molecular e a Neuroquímica tornaram-se fontes de "verdades" na busca por mecanismos somáticos para legitimar distúrbios comportamentais e emocionais que não possuem (ainda) causa somática.

A depressão sempre se coloca em questão por sua proximidade com a fibromialgia, embora ainda não seja possível estabelecer uma relação causal. Em razão da padronização biomédica ou das classificações oficiais, a fibromialgia não pode ser detalhada em sua etiologia e em seus mecanismos fisiopatológicos, estando limitada a um mal-estar subjetivo. Por sua característica invisível, a fibromialgia permanece inexplicada, mas sempre caracterizada pela dor crônica e associada à depressão, à ansiedade e ao pânico.

Eu sinto dor no corpo todo, é horrível. A dor vai de um lugar a outro. Tem um local que dói; outro dia, não dói. Eu era costureira, usava as mãos e as pernas o tempo todo e tinha ar-condicionado que me prejudicava. Não consegui licença do INSS. O perito pediu muitos exames que eram impossíveis para eu pagar. Tive de entrar na justiça, e a empresa, inclusive, me demitiu. Dos 7 anos na empresa, estive 5 anos tentando me tratar com fisioterapia e acupuntura e não adiantava nada. (54 anos, casada, costureira, Rio de Janeiro).

É impossível manter um controle e tentar controlar as dores tendo pressões de INSS, peritos. Ele me diagnosticou com depressão consequente da situação que vivo hoje. Mesmo em péssimas condições, tive alta no INSS, o que me deixou sem chão e desequilibrada. Novamente, a empresa deu entrada em novo benefício para perícia, me deixando 2 meses sem pagamentos, muitas vezes dependendo de doações de medicamentos por serem caros e inacessíveis em postos de saúde. E com esses impasses, tive uma grande piora nos últimos 3 meses. Ser dependente do INSS é humilhante, não pela parte burocrática que hoje é bem organizada, mas por ser avaliada por um médico que nem é da especialidade, nunca te viu e te julga. Penso muito nisso porque essa pressão me faz mal demais. Existe empresa amiga do deficiente, mas não do fibromiálgico. Como disse, é humilhante saber que o INSS não reconhece a fibromialgia e nos vê como preguiçosos, mesmo estando em tratamento. Sofro, sim, cada vez que tenho de ir à perícia. Você é avaliado por um profissional de outra área que nem olha pra você, e é claro, você é apenas um contribuinte usando recursos do governo, mesmo tendo pagado por eles. (34 anos, casada, técnica administrativa, São Paulo)

Estudos biomédicos procuram explicar a relação entre depressão e fibromialgia, mas ainda carecem de resultados significativos. São pesquisas que se concentram na ação de substâncias neurotransmissoras (serotonina, norepinefrina, dopamina e outras) e em regiões encefálicas relacionadas com o processamento da dor.

Cerca de 30% a 50% dos pacientes têm depressão. Ansiedade, alteração do humor e do comportamento, irritabilidade ou outros distúrbios psicológicos também podem estar presentes.

Gostaria de acrescentar que a minha vida gira em torno da dor, porque eu nunca sei como vou estar para ir ao cinema, ao trabalho, para visitar a minha família, os meus amigos. Tenho dor 24 horas por dia desde que eu tinha 47 anos e acredito que esta dor está me levando à depressão. A medicação para dor não resolve quase nada, a dor não passa. Minha cabeça está totalmente fora do ar por causa das medicações. Eu esqueço rapidamente das coisas, os nomes dos objetos. Tenho de anotar tudo, não consigo raciocinar direito. O que está me deixando triste é que eu estou querendo chorar. Tento levantar a cabeça e seguir, mas a dor e o cansaço são uma praga para minar as pequenas coisas que fazemos diariamente e está sendo impossível realizar as pequenas tarefas corriqueiras do dia a dia. (49 anos, solteira, bancária, São Paulo)

Eu comecei com certas tristezas. Vontade de não viver mais. Muita fraqueza. Vontade de ficar na cama. Vontade de chorar. Eu tinha medo de tudo. Tinha dificuldade para dormir. Passava a noite acordada. Tudo me apavorava. Minha vida era só chorar. (50 anos, viúva, manicure, Rio de Janeiro)

Berber, Kupek e Berber (2005) procuraram estimar a prevalência de depressão em pacientes com fibromialgia e compreender sua relação com a qualidade de vida. Mais de 80% utilizavam antidepressivos e 60% apresentaram depressão. Esta influencia negativamente a qualidade de vida dos pacientes por aumentar a sensação de dor e incapacidade, tornar a adesão ao tratamento mais difícil e diminuir a frequência das relações e interações sociais. O paciente apresenta tendência ao isolamento e aos sentimentos de derrota, frustração e culpa, bem como baixa autoestima. Esse quadro clínico exacerba as dores e prejudica o enfrentamento da doença.

Ehrenberg (2006) enfatiza que a depressão conheceu um duplo sucesso médico e social nas últimas décadas. No plano médico, ela tomou o lugar das psicoses como epicentro da Psiquiatria nos anos 1970; e, no plano social, ela se tornou uma palavra para nomear nossas infelicidades. A depressão terminou, portanto, por designar um conjunto de problemas que vão da psicose melancólica ao indivíduo fadigado.

Aí eu comecei a ficar triste. Me sentia muito sozinha. Muita solidão. Tinha momentos que eu não aguentava. Eu chorava muito e sozinha. A casa cheia de gente, e eu me sentindo só. Muita solidão. Minha família achava que eu era doida. A depressão não passava. Minha autoestima caiu muito mesmo. Tinha vontade de pegar um ônibus, fugir e ir embora sem rumo. (58 anos, casada, cozinheira, Rio de Janeiro)

Birtane et al. (2007) analisaram o impacto da fibromialgia e da artrite reumatoide na qualidade de vida. A aptidão física, as atividades sociais, a dor corporal, a saúde, a vitalidade, o emocional, a saúde mental foram significativamente menores nos pacientes com artrite reumatoide e fibromialgia, comparados aos indivíduos controle. Contudo, nas comparações entre pacientes com artrite reumatoide e fibromialgia, a saúde mental é mais afetada nestes últimos.

A depressão, como causa ou efeito da fibromialgia, produz impacto severo na qualidade de vida de pacientes em idade produtiva de trabalho. Isso porque, além da dor, os sintomas de fadiga e fraqueza causam perda da função, levando à incapacidade para o trabalho e, consequentemente, à queda da renda familiar, refletindo-se na qualidade de vida dessas pessoas. Sendo assim, o paciente com fibromialgia apresenta dificuldade em trabalhar normalmente, o que interfere negativamente no desempenho de outras atividades diárias e, consequentemente, na sua qualidade de vida. O INSS brasileiro não considera a fibromialgia como uma doença incapacitante para o trabalho, ou seja, ela é doença, mas não laboral. Logo, o paciente com diagnóstico de fibromialgia raramente consegue licença médica em razão da doença. E quando consegue a licença médica, o CID[13] da fibromialgia não é considerado. A Ordem de Serviço do INSS de 1998 classifica a fibromialgia como "patologia não ocupacional" (Brasil, 1998).

Ao final da consulta, o doente sai insatisfeito porque tem uma incapacidade crônica, mas pouco visível, e sente dores não explicadas no sentido de uma "doença". Como o médico não "vê" a doença, o diagnóstico e o acolhimento do paciente é cada vez mais difícil.

---

[13] CID: sigla para a Classificação Internacional das Doenças. Trata-se de uma padronização para o desenvolvimento de pesquisas na área médica relacionadas ao diagnóstico e à terapêutica. Essa classificação sofre revisões periódicas e atualmente estamos na CID-10, elaborada por inúmeros pesquisadores em diversos países. Para os estudos de síndromes e doenças de difícil diagnóstico, a CID é fundamental para que o paciente possa exigir direitos, como auxílio-doença ou aposentadoria por invalidez. O Ministério da Saúde, no Brasil, permite que qualquer pessoa tenha acesso a ela por meio do *site* http://www.datasus.gov.br.

Meu diagnóstico foi feito por uma ótima fisiatra depois de muita peregrinação. Fiz vários exames e, por diagnóstico de exclusão, me avaliaram como fibromiálgica. Até eu encontrar essa médica, fiquei um ano e meio indo a todos os ortopedistas que você possa imaginar, fiz todos os exames e a resposta era sempre a mesma: eu não tinha nada. Como nada? Eu estava sentindo dor, muita dor, 24 horas por dia. A fibromialgia não aparece em exames laboratoriais, e a maioria dos médicos não escuta seus pacientes e nem os examina, só olham exames e leem laudos. No início foi muito difícil, achei que estivesse enlouquecendo. (32 anos, casada, professora, Rio de Janeiro)

Comecei a sentir muitas dores nos braços e nas costas no ano passado, no início de janeiro. Parece que meus ossos estão todos doloridos. As dores são intensas, nas costas, nos braços, nos punhos e nas pernas. Comecei a procurar vários médicos especialistas: clínico geral, ortopedista e outros. Pensei que estava com uma doença grave, até câncer. Os médicos riam de mim quando eu perguntava se era câncer. Ninguém conseguia descobrir o que eu tinha. Eu fiz vários exames que não acusaram nada. (31 anos, solteira, professora, Pará)

Fui procurando vários ortopedistas, clínicos, fisioterapeutas. Fiz várias radiografias, ressonâncias. Tudo normal. Você sai dos exames sem nenhum diagnóstico. O psiquiatra também disse que eu não tinha nada. (40 anos, solteira, veterinária, Rio de Janeiro).

Meu braço inchava. Sentia uma dor insuportável e não conseguia segurar nada. Todas as vezes que eu tinha dores eu ia parar no pronto-socorro. Até parei no Hospital Souza Aguiar. Cada médico dizia uma coisa. A radiografia não mostrava nada. Os médicos nunca sabiam o que era. Achavam que era coisa da minha cabeça. (58 anos, casada, cozinheira, Rio de Janeiro).

Maquet et al. (2002), ao avaliarem a função muscular de um grupo de mulheres com fibromialgia, comparando com uma população feminina controle, encontraram indícios de restrição física. Todas as variáveis musculares apareceram reduzidas nas mulheres com fibromialgia. Os esforços realizados confirmam a alteração geral da função muscular dessas mulheres, o que nos leva a procurar estratégias terapêuticas de intervenção baseadas em exercícios físicos.

Sá et al. (2005) constatam que, entre o aparecimento dos sintomas (dor) e o diagnóstico, a demora é de 5 a 8 anos. Berber et al. (2005) concluíram em pesquisas brasileiras que 40% dos pacientes de fibromialgia estudados sofriam de dor corporal há mais de 10 anos, apesar de 48,6% receberem o diagnóstico de fibromialgia há menos de 2 anos.

Durante anos, os pacientes são rotulados como doentes psiquiátricos, uma vez que, apesar das queixas generalizadas de dor e de acentuada fadiga, estas não são justificadas pelas análises biocientíficas, nem fundamentadas por outros exames médicos realizados. Não são encontradas provas diagnósticas laboratoriais, causas etiológicas e fisiológicas explicativas.

Essa carência de exames quase autoexplicativos, ou de dados sobre as causas orgânicas da fibromialgia, coloca-se como um grande problema para a Biomedicina. Tesser (2007) afirma que o paradigma da Biomedicina se fundamenta na supervalorização da pesquisa científica biomédica como a voz da verdade. Só os testes, as padronizações estatísticas e os protocolos laboratoriais podem afirmar se algo é verdadeiro, se é saber, se é conhecimento, se é válido. São os instrumentos produtores de verdade. *A verdade da cura da pessoa virou cura da doença cientificamente definida.*

Com a epidemiologia do século XX, a doença assume as dimensões de probabilidades. O modelo matemático permite calcular os riscos relativos aos fatores desencadeadores da doença. A investigação sobre as relações entre os fatores de risco e a doença torna-se um modelo que nos convida a repensar toda a patologia. A noção de risco, que paira sobre certos grupos ou certas populações, mesmo distribuída de maneira desigual, concorreu para a diluição do patológico. Os médicos procuraram, com base nisso, não apenas causas, e, sim, fatores desencadeantes das doenças em que se conjugam predisposições genéticas pessoais e elementos ligados ao meio natural, sociocultural ou profissional (Moulin, 2008).

Tesser (2007) afirma que há uma progressiva desresponsabilização e alienação dos biomédicos quanto à produção própria de conhecimentos para uso prático, seus resultados e suas consequências. Tal responsabilidade passa a ser remetida à pesquisa científica. Essa alienação induz os profissionais a remeterem-se sempre à instituição e a seus saberes doutos, cujas tecnologias devem operar eficazmente, em virtude da cientificidade, da objetividade e da universalidade supostas do saber. Na Biomedicina, a verdade será revelada pelos grandes estudos estatísticos padronizados, longínquos da experiência clínica, realizados no mundo da pesquisa científica, modelados e restritos pelos padrões ouro metodológicos vigentes e definições operacionais das doenças. Se o médico quiser produzir saber, terá de transformar-se num cientista, entrar numa instituição, conseguir equipe, infraestrutura e financiamento. Além, é claro, de publicar em periódicos respeitados pelos pares. Assim, a construção social das verdades diagnósticas (monopolizada pela Biomedicina e pela indústria científica dos exames complementares e de imagem) e terapêuticas (monopolizada pelos ensaios clínicos controlados e pelas indústrias farmacêuticas) desdobrou-se em processo de desresponsabilização social pela missão terapêutica de parte dos (bio)médicos. Mas como diagnosticar e tratar a fibromialgia diante dessa constatação?

Luz (2005) constata, em seus estudos, que a terapêutica da Biomedicina é insuficiente para atender as demandas dos pacientes. O saber terapêutico ficou centrado no combate e no controle das doenças, desviando-se do paciente e de sua vida, tornando-se progressivamente padronizado, num processo de racionalização da ação biomédica sobre os corpos doentes. Estes passam a ser vistos cada vez mais como unidades homogêneas. Um paciente fibromiálgico, ao chegar a uma emergência hospitalar, revela que sente dores "horríveis" e insuportáveis. O médico supõe inúmeras doenças ou, até mesmo, uma simples virose, mas jamais considera a possibilidade de ser uma crise aguda de um caso de fibromialgia. Se o paciente revelar no pronto-socorro que tem fibromialgia, o descrédito já começa antes de entrar na sala de atendimento.

Tesser e Luz (2008) ressaltam que a Biomedicina apresenta um caráter analítico, embasada no imaginário mecânico da Física clássica e em uma doutrina implícita que "vê" a doença que se expressa por sinais e sintomas objetiváveis, manifestações de lesões que devem ser buscadas no âmago do organismo físico e corrigidas por algum tipo de intervenção concreta. Trata-se daquilo que Michel Foucault (1963) muito bem descreveu em sua obra

Naissance de la clinique (O nascimento da clínica): a gênese da Anatomopatologia. Mais uma vez, reiteramos: como tratar uma mulher com fibromialgia que apresenta como principal sintoma a dor crônica que não pode ser objetivada numa lesão anatomopatológica?

Sinto dores por todo o corpo, principalmente nas articulações e nas costas. Minhas costelas doem como se eu tivesse apanhado, às vezes, sinto dores no peito e acho que estou enfartando. Sinto uma rigidez na nuca, durmo e não consigo descansar. Parece que passei a noite toda trabalhando pesado. Se eu passar da hora, então, levanto pior ainda. Acho que quanto mais durmo, mais dor eu sinto. Indisposição até para o sexo eu tenho. Não consigo mais nem ler um livro todo, não tenho ânimo. Tenho dores de cabeça, um mau humor terrível. Sinto formigamento nos pés e nas mãos, às vezes nos braços também. Muito tempo numa mesma posição me deixa muito dolorida. Às vezes chego a perder as forças nas mãos e não consigo sequer abrir uma garrafa de refrigerante ou escovar os cabelos de minha filha. A sensação é de que estou travada. (31 anos, casada, professora, Bahia).

Sinto dor generalizada, em todo o corpo, sensação de peso nos membros, desânimo, insônia. Posso até dormir a noite toda, mas acordo como se não tivesse dormido nada, muito cansada. Tenho enxaqueca e hipersensibilidade à dor. Por exemplo, se alguém simplesmente segura no meu braço, já fica doendo. Fazer depilação é insuportável. Dói até para mudar de posição quando deitada. Além disso, tenho síndrome do cólon irritável. Sinto uma sensação de encurtamento dos músculos e limitação dos movimentos. Não consigo secar o meu pé, nem me higienizar direito. (47 anos, divorciada, técnica administrativa, Rio Grande do Sul).

Meus principais sintomas são a dor muscular generalizada, a ansiedade, a fraqueza, a fadiga extrema, os distúrbios no meu sono, que às vezes me levam a falta de concentração e estresse. No momento do diagnóstico tinha presente 12 dos 18 tender points. Nos momentos de crise os que mais se agravam são a insônia, a fadiga e as dores, que, por sinal, são intensos principalmente de manhã quando acordo. Às vezes, me sinto depressiva. (21 anos, solteira, estudante universitária, Rio de Janeiro)

O exame clínico fornece poucos achados. Os pacientes apresentam bom aspecto geral, sem evidência de doença sistêmica, sem sinais inflamatórios, sem atrofia muscular, sem alterações neurológicas, com boa amplitude de movimentos e com força muscular preservada. O caráter da dor é bastante variável, podendo ser queimação, pontada, pesada ou como uma contusão. É comum a referência de agravamento por frio, umidade, mudança climática, tensão emocional ou por esforço físico.

Eu tinha vontade de cortar o meu braço de tanta dor. Cheguei a pegar a faca para cortar. (58 anos, casada, cozinheira, Rio de Janeiro)

Vou dormir todos os dias desesperada de dor. Qualquer coisa que eu faça me causa dor. Eu não nasci assim, não mereço viver sem poder fazer o que eu gosto. (32 anos, casada, professora, Rio de Janeiro).

Dores generalizadas, com sensação de roxos e queimaduras, zumbido, fisgadas na cabeça, enxaquecas localizadas, fraqueza, tremedeira, suores noturnos, pernas inquietas. Parece que tem facas enfiadas nos meus braços na altura do ombro, dor nos cotovelos, dificuldade de caminhar, dores no estômago, gastrite. Nos últimos tempos, tenho uma tremedeira constante. Meus joelhos estão fracos, não consigo erguer os braços. Lavar o cabelo é uma maratona e descer as escadas é muito, muito complicado. (28 anos, solteira, comerciante, Rio Grande do Sul)

Ansiedade, agonia, dor crônica: cabeça, ombros, peito, joelho, costas, mãos e nuca. Choques do tipo elétricos pelo corpo, impressão dos nervos estarem encolhendo, oscilação da pressão arterial. Como feito uma louca para ver se a dor passa. (35 anos, casada, coordenadora de produção, Paraná)

Tenho dores fortes por todo meu corpo, nas articulações e dores musculares. Tenho dores de cabeças fortes e tonturas. Tenho rigidez no corpo, principalmente quando acordo. Tenho formigamentos. Fico inchada nos pés e nas mãos. Não durmo direito, principalmente se estiver com dores fortes. Tenho queimação nos pés. Me sinto fraca e sem forças para fazer coisas simples. Tenho sensibilidade com o frio, não consigo tomar banho frio, pois dói tudo. Tenho falta de disposição e energia. Não consigo me concentrar muito nas coisas quando estou em crise e minha memória tem falhado muito para gravar até mesmo o capítulo de uma novela, por exemplo. Fico muito ansiosa, chego a sentir dores no peito. Me sinto inútil, pois não posso fazer muitas coisas que gostaria, atualmente nem varrer uma casa consigo, pois, para mim, é um suplício. Atualmente, desenvolvi uma gastrite, acho que por causa do sistema nervoso, que anda à flor da pele. Meu intestino já não funciona bem, tem dia que estou cheia de gases, tem dia que estou com diarreia; e em outros, completamente presa. Se estou com dor, fica difícil de me concentrar, fazer as coisas, dormir direito, então... Acho que um sintoma acaba influenciando o outro. (53 anos, casada, vendedora, Rio de Janeiro)

Marques et al. (2001) procuraram avaliar e comparar a intensidade da dor referida por pacientes de fibromialgia, osteoartrite ou lombalgia, visando propor o tratamento fisioterapêutico mais adequado para esses grupos de pacientes. Constatou-se que cada uma dessas três patologias apresenta uma experiência singular da dor, e os pacientes com fibromialgia relatavam dores mais intensas, utilizando expressões do tipo: "maldita", "miserável", "exaustiva", "enlouquecedora".

Tenho dores musculares do tipo agulhadas, pontadas; dores quentes e frias, tipo "facadas", "bolo" na garganta; dores em apenas um lado da cabeça (pela manhã), zonzeira, enjoos; dormências nos dedos das mãos e dos pés; dores na barriga (cólicas e áreas dolorosas ao toque); sensação de solidão; dificuldade pra pegar no sono, mesmo estando esgotada. Minha concentração está péssima, memória ruim. Por exemplo, não consigo mais ler livros, porque no dia seguinte não lembro o que li no dia anterior, não consigo fazer cálculos de cabeça ou à mão. (34 anos, casada, técnica administrativa, São Paulo)

A construção sociocultural da dor

Peito, coxas, lábios, barriga, umbigo, partes do corpo: mas, também, algo mais. Nossos corpos são carregados de simbolismo cultural. Peso e estatura, comida e bebida, sexo, gestos e linguagens corporais, até mesmo as doenças, resfriados ou AIDS não são simplesmente fenômenos físicos: eles são fenômenos sociais, que são construídos em interações simbólicas na cultura. Synnott (1993) em *The body social: simbolism, self and society* afirma que o corpo não é somente um conjunto de pele e ossos. Ao carregar e produzir significados, o corpo torna-se o principal constituinte da identidade pessoal e social. Ele é tanto uma criação individual, física e psicológica como um produto cultural.

Já foi considerado um túmulo, um cárcere, uma máquina, uma potência, até mesmo uma virtualidade sem órgãos, na história da Filosofia. Como pensar o corpo agora? Como filósofo, essa é uma pergunta que muito me interessa por seu efeito de multiplicidade discursiva. Enquanto a anoréxica quer que seu corpo desapareça, os homens e as mulheres "sarados" querem expor seus corpos nas academias e nas praias. Enquanto o sujeito amputado sofre com a falta do corpo, o obeso sofre pelo excesso. Que estranho é esse corpo que nos marca, nos atravessa, nos constrói e nos significa no mundo. Pensar o corpo é, portanto, pensar a sua construção sociocultural.

A microssociologia do corpo e dos sentidos é um campo relativamente novo. É uma nova forma de olhar e fazer sociologia da saúde. Quando Pierre Bourdieu (1977) descreve as formas de comportamento dos argelinos (posturas corporais, modo de se locomover, ações físicas), retoma uma tradição de estudos que remonta a Durkheim (2007a) e Marcel Mauss (2003a). Começa a constituir-se aos poucos uma sociologia do corpo que hoje teria como principal autor – pelo menos no Brasil – David Le Breton (2002, 2006).

Atualmente, a clínica da dor e do sofrimento se organiza de tal maneira que o corpo não pode ser mais excluído. Como a dor é subjetiva, não favorece a compreensão por parte dos profissionais da área da Saúde da experiência daquele que sofre. Não faltam estudos sobre a dor na doença terminal, dor na população idosa, dor no câncer, dor crônica na fibromialgia e outras doenças reumáticas, dor nos cuidados de urgência e dor pós-operatória.

O fato de a dor ser uma resposta biológica universal e individual aos estímulos nocivos, sejam eles do interior ou do exterior do corpo, não impede que sua percepção e os comportamentos que ela provoca – verbais ou não verbais – até mesmo atitudes que visam eliminá-la, tenham uma relação com a cultura. São os grupos sociais que vão conceder à dor um *status* de normalidade ou fatalidade, ou ainda valorizá-la. É o caso de alguns rituais sociais como os de passagens dos meninos à idade adulta, ou os de autotortura, que visam adquirir prestígio social, tão bem descritos pela literatura antropológica de Van Gennep (1960), Victor Turner (2005), Mary Douglas (1984), entre tantos outros.

Observa-se, também, de um ponto de vista histórico, como a dor faz parte dos elementos cotidianos, sem representar um perigo (ou dano) físico. Ela fazia parte do processo educativo: a punição representada pelo castigo corporal estava presente nos colégios, desde a Idade Média. Entretanto, do ponto de vista religioso, a dor, para as religiões monoteístas, está ligada ao sofrimento humano e se integra às leis do Universo. Enquanto a tradição cristã assimila a dor ao pecado original, para os muçulmanos ela faz parte do destino, do qual não se escapa. Esses exemplos mostram que a dor pode assumir conotações (e, até mesmo, sentidos) diferentes de doença. Na sociedade ocidental contemporânea, porém, a dor está associada aos fenômenos patológicos. Há, inclusive, pessoas que não se julgam doentes se não sentem nenhuma dor, como se, fora da doença, a dor não parecesse legítima. Um tumor indolor, que para o médico pode ser um indício de um câncer severo, poderia, a princípio, ser afastado pelo paciente simplesmente porque ele não lhe faz mal. Essa constatação ilustra a representação (fisiológica e cultural) da dor como sinal de alarme, de ruptura do silêncio dos órgãos (Ferreira, 2004).

Entretanto, para descrever a dor, é preciso identificá-la. O que é ela? Muitas definições poderiam ser utilizadas, mas elas nunca cobrirão inteiramente a dimensão dessa sensação. A dor, em geral, é compreendida como uma experiência sensorial e emocional desagradável, associada ao dano presente ou potencial em termos de lesão. Essa é a definição mais comum de dor descrita pela *International Association for the Study of Pain* (IASP) (Santos, 2007, 2009, 2014).

No quadro das experiências sensíveis, o indivíduo retoma o sofrimento no seu corpo pela dor. Ele a percebe, localiza-a e estabelece relações com outras sensações desagradáveis. A pergunta elaborada durante muitos anos e dificilmente respondida é: "A dor é somática ou psicogênica?" Procuramos responder aqui essa pergunta de outra forma: "A dor é uma experiência biológica, psíquica e social. É, portanto, biopsicossocial." O que seria a dor crônica, característica necessária da fibromialgia?

Para a Biomedicina, a dor é sempre produto de uma lesão a ser buscada, tratada, curada. Quando não se conhecem os mecanismos fisiopatológicos da dor, sua etiologia passa a ser atribuída a componentes psicológicos ou sociais. Ela não é um objeto de estudo valorizado no curso médico e está fortemente associada à ideia de lesão, de proteção, um sintoma.

Entretanto, Sarti (2001) afirma que a dor ultrapassa a esfera biomédica, posto que é uma manifestação da relação entre o indivíduo e a sociedade. As formas de sentir e de expressar a dor são regidas por códigos culturais, e ela própria constitui-se com base nos significados conferidos e compartilhados pela coletividade, que sanciona as formas de manifestação dos sentimentos. A dor, portanto, insere-se num universo de referências simbólicas, configurando um fato cultural. Na dor se revela não somente a singularidade do sujeito, mas, também, as particularidades da cultura.

Zborowski (1952), em *Cultural components in responses to pain*, verificou que as reações à dor variam conforme a cultura a que um indivíduo pertence. Assim, descendentes de judeus, italianos e americanos tradicionais foram estudados, e os dois primeiros grupos mostraram ser muito mais sensíveis à dor que o último. Os descendentes de italianos também procuravam um alívio imediato à dor, enquanto os de judeus usavam-na como um meio para manipular o comportamento dos outros e para receber mais atenção. Em contraste, os americanos tendiam a conformar-se com a imagem médica do paciente ideal, evitando expressar dor em público e cooperando com o pessoal do hospital. Eles também se preocupavam com o seu estado geral a longo prazo, não se importando muito com o alívio imediato dos sintomas.

Zola (1975), em *Culture and symptons*, comparou pacientes americanos de origem irlandesa, italiana e anglo-saxônica, e constatou que os de origem italiana tendiam a dramatizar os seus sintomas; os irlandeses, a negá-los; e os anglo-saxões, a falar deles de modo impessoal, neutro e sem ansiedade.

A singularidade da dor como experiência subjetiva torna-a um campo privilegiado para se pensar a relação entre o indivíduo e a sociedade. Toda experiência individual inscreve-se num campo de significações coletivamente elaborado. As experiências vividas pelos indivíduos, seu modo de ser, de sentir ou de agir são constitutivamente referidos à sociedade a qual pertencem. Ainda que traduzido e apreendido subjetivamente, o significado de toda experiência humana é sempre elaborado histórica e culturalmente, sendo transmitido pela socialização, iniciada ao nascer e renovada ao longo da vida.

Retomaremos a discussão elaborada por Durkheim (2007b, 2009) sobre o fato social para ressaltar a característica social das formas de sentir e expressar a dor. Durkheim conceitua o fato social como toda maneira de pensar, agir e sentir, fixa ou não, suscetível de exercer sobre o indivíduo uma coerção exterior que seja generalizada na extensão de uma sociedade dada que apresente uma existência própria, independentemente das manifestações individuais. Com a sociologia francesa de Durkheim, estabelece-se o argumento de que a sociedade já está pronta e cabe ao indivíduo inserir-se nela.

A grande contribuição que Durkheim coloca para o nosso estudo sobre a fibromialgia é a constatação sociológica de que a maneira de ser, de se comportar frente à dor, de senti-la e de enfrentá-la, também, é social. Durkheim chega a afirmar que os fatos sociais podem ser de ordem anatômica ou morfológica. No mesmo sentido, os sentimentos são transmitidos socialmente pela educação dos sujeitos. Diante disso, retomamos um dos argumentos principais desta pesquisa, que é a constatação empírica e analítica de que a forma de expressar, sentir e discursar sobre a dor corporal é produzida e construída socialmente, perpassando e, até mesmo, ultrapassando as consciências individuais, como diria Durkheim.

Ao procurar demonstrar as regras do método sociológico, Durkheim quer nos mostrar que devemos lidar com os fatos sociais assim como um físico lida com um fenômeno físico da natureza. Os fatos sociais devem ser explicados por outros fatos sociais, caso contrário, a explicação não será sociológica. A ambição de Durkheim de nos convencer que os fatos sociais existem enquanto "maneiras de pensar, agir e sentir" que se impõem ao indivíduo, não sendo redutíveis nem à Biologia tampouco aos fatos individuais, leva-nos a colocar a dor e o sofrimento numa perspectiva sociológica, não redutível à individualidade. Variáveis como idade, família, estado civil, profissão das mulheres com fibromialgia não são tomadas como dados "naturais" ou "individuais", mas, sim, como elementos constituintes do contexto social e econômico que lhes dá sentido. Com isso, não queremos apagar a dimensão da singularidade de cada mulher que sofre, mas ressaltar que a compreensão sociológica da fibromialgia nos possibilita uma riqueza adicional de saber sobre o fato social aqui expresso.

Podemos, da mesma forma, retomar o clássico estudo de Mauss (2005) intitulado *A expressão obrigatória dos sentimentos,* quando o autor afirma que sentimentos, expressões orais, choros e lamentos não são apenas psicológicos, tampouco fisiológicos, mas fenômenos sociais. Trata-se de ressaltar uma linguagem coletiva dos sentimentos. A reclamação da dor, a demanda por acolhimento e a busca recorrente por licenças médicas do trabalho não são apenas sintomas e sinais da patologia, mas compõem um conjunto de signos e sinais coletivos eminentemente produzidos pela cultura. Haveria, portanto, uma gramática das emoções e dos sentimentos que é fruto da internalização das estruturas sociais. Isso não significa que a emoção do sujeito não seja genuína, mas, aos olhos do cientista social, a experiência da lágrima, do choro, da dor e do sofrer possuem uma etiologia sociocultural.

As dores começaram no pescoço e na escápula (lado esquerdo), foram se intensificando cada vez mais ao ponto de eu não poder mais usar sutiã de alças. A sensação nos músculos é de queimação, uma espécie de nevralgia, encurtamento e nas articulações. Elas fazem uns estalos estranhos. Sinto isso na mandíbula, no ombro, no quadril, nos punhos, nos joelhos, nos tornozelos. A queimação ataca em toda extensão do músculo e anda de um lado para outro. Melhorou na região cervical quando fiz uma intervenção cirúrgica para reduzir as mamas. Aliviou bastante as escápulas e diminuiu muito a frequência das enxaquecas. Os pontos gatilhos só aumentam, cada vez me dopam mais e me sinto sempre pesada, cansada, triste e sem perspectiva. Pela experiência pode só piorar. (35 anos, casada, professora, Minas Gerais).

Dores articulares, principalmente nos joelhos, e dores musculares por todo o corpo, dor de cabeça, mau humor, irritação. O que pega mais quando estou em crise são as dores musculares. (30 anos, casada, professora, São Paulo).

Tenho dores no pescoço, irradiando para o braço. Formigamento no rosto, na lombar e nas pernas, enxaqueca, pernas doloridas e pesadas e muita, muita dor e falta de posição pra dormir. Ainda não consegui ter um dia sem dor, mas tem dias que é suportável. (32 anos, casada, professora, Rio de Janeiro).

O mal-estar gerado pela dor e seu impacto na qualidade de vida com prejuízos para atividades cotidianas e profissionais leva muitas mulheres a procurarem o reumatologista. Entretanto, o diagnóstico torna-se difícil, pois não existem exames laboratoriais para mensurar a dor. Vale ressaltar que a escolha do tratamento, o conhecimento sobre este e a crença em sua eficácia possui relação com o universo sociocultural no qual as mulheres estão inseridas.

A dor toca sensivelmente na dimensão simbólica da cultura, pois as crenças e os valores partilhados entre os médicos e os pacientes constituem atividades e práticas – discursivas ou não – socialmente organizadas. Nesse sentido, esta obra não se interessou em elaborar apenas uma análise macrossociológica, tampouco recorrer a um modelo explicativo, mas em realizar uma compreensão socioantropológica interpretativa voltada para comportamentos/condutas e discursos específicos de mulheres portadoras de fibromialgia na sua interface com o regime produtivo de trabalho e o adoecimento.

Para Le Breton (1995), a dor não é somente um *fato fisiológico*, mas principalmente um *fato da existência*. Não é somente o corpo que sofre, mas um ser humano que pertence a uma cultura e a uma sociedade, com uma subjetividade singular e uma história própria. De uma condição social e cultural a outra, e segundo suas próprias histórias pessoais, os homens não reagem da mesma maneira a um ferimento ou a afecções idênticas. A sensibilidade das pessoas não é a mesma. A atitude com relação à dor nunca é fixa, varia a todo tempo. A anatomia e a fisiologia não são suficientes para explicar essas variações sociais, culturais, pessoais e mesmo contextuais.

A relação íntima com a dor depende da significação que ela apresenta no momento em que atinge o indivíduo. Sentindo seus temores, o corpo não é o receptáculo passivo de um organismo especializado que obedece às modulações impessoais fisiológicas. A maneira como o homem se apropria de sua cultura, de seus valores, o estilo de sua relação com o mundo, compõe, de maneira precisa, sua apreensão da dor.

Para Le Breton (1995), ao demonstrar a lógica do inconsciente nas obras sobre histeria, Freud e Breuer abriram a primeira brecha nessa abordagem biológica (estritamente neurológica) e ressaltaram que o ser humano não é simplesmente uma série de fibras nervosas ou uma extensão indiferente de uma atividade biológica cerebral.

A filosofia mecanicista, sob o efeito da obra de Descartes, descreveu a dor como uma sensação produzida por uma máquina corporal. A ação do homem na construção de seu sofrimento não era considerada. A dor era vista como um efeito mecânico, a pura consequência do excesso de solicitação sensorial. A Biologia privilegiou os mecanismos dos influxos dolorosos e a descrição objetiva da origem, do percurso e do ponto de chegada de um estímulo doloroso.

É claro que a dor acompanha uma impressão sensorial, como no caso de um contato de um objeto cortante ou quente, mas ela ultrapassa essa dimensão. A definição de dor da *International Association for the Study of Pain* (IASP) (Santos, 2007, 2009, 2014) é frequentemente contestada porque exclui um conjunto de questões ao definir dor apenas como sensação desagradável e uma experiência emocional em resposta a uma expectativa real ou potencial. A dor é experimentada e avaliada em termos de significação e de valor. Ela nunca é simplesmente fisiológica, já que porta algo do simbólico, da cultura.

Entretanto, não podemos fugir do reducionismo biológico se deslocando para um reducionismo cultural. É preciso reconhecer, sem dúvida, que a dor é uma manifestação de defesa do organismo. Privada da capacidade de sentir a dor, a existência humana torna-se vulnerável. A dor é um aviso para todo perigo que ameaça a nossa integridade física. Algumas pessoas nascidas sem a capacidade de sentir dor relatam problemas cotidianos sérios. Gravemente feridas, elas não percebem nada. Mordem a boca ou a língua sem perceber, furam a bochecha com um lápis ou quebram seus próprios dentes sem se dar conta disso. Elas se queimam, se machucam, fraturam membros. A falta de sensibilidade congênita à dor é uma enfermidade que expõe o indivíduo a todos os perigos reais existentes no meio: de um dedo esmagado em uma porta até a absorção de um líquido fervendo, bem como quedas com fraturas. A incapacidade de sentir dor impede o indivíduo de adotar defesas que preservam o próprio organismo. Le Breton (1995) utiliza como exemplo a hanseníase, doença da qual um dos sintomas é a insensibilidade à dor. Incapazes de sentir o sinal doloroso marcando a alteração dos tecidos corporais, os doentes se machucam cruelmente sem perceber. Eles forçam seu corpo a limites que não percebem. Em alguns países, os ratos comem as carnes dos leprosos sem que as pessoas acordem ou possam se defender.

No entanto, o homem não foge ou evita sempre a dor, mesmo que a Biomedicina a considere um sintoma que deva ser erradicado. Ao oferecer sua dor e seu sofrimento em benefício de outros seres, alguns cristãos se esforçam em experimentar algo do sacrifício de Cristo. Vivenciar a dor é uma forma de compreender o sacrifício de Cristo; todo sofrimento consentido torna-se então uma prova de amor, uma marca de devoção. Outros usos da dor também são conhecidos: a correção, o castigo corporal, a tortura e o suplício. Ela, contudo, é útil para inscrever na carne a memória de uma filiação e de uma fidelidade a uma comunidade. Acompanha então a mudança do *status* do jovem, a conquista social de seu corpo e de sua identidade que traduzem as marcas físicas recebidas. Assim, os ritos de passagem implicam frequentemente uma prova dolorosa para testar a determinação (Journet, 2001; Le Breton, 1995; Van Gennep, 1978).

Gênero e adoecimento: a fibromialgia é uma doença feminina?

No início deste livro afirmamos que uma de nossas hipóteses interpretativas nos remete à questão de gênero. Com isso, estamos procurando compreender o porquê das diferenças expressas em termos quantitativos entre homens e mulheres com fibromialgia, já que não há evidências biomédicas de que a doença atinja somente mulheres. Até o presente momento, não encontramos estudos que apontem uma etiologia específica para mulheres, embora indiquem maior prevalência para o gênero. No grupo escolhido para realizar o campo etnográfico, 100% dos sujeitos são mulheres.

Algumas décadas atrás, o termo *gênero* raramente era usado, exceto como uma questão gramatical. Só no início dos anos 1970 o termo apareceu, passando a prevalecer em diversas disciplinas das Ciências Humanas (Strathern, 2006). O gênero é a maneira como os seres humanos, ao construírem suas identidades e práticas sociais, percebem-se como homens ou mulheres, processo relacionado não à anatomia dos corpos, mas aos sentidos culturais, políticos e sociais atribuídos ao ser mulher ou homem.

Nesse sentido, não podemos negligenciar a discussão socioantropológica sobre gênero, pois entendemos que vivemos historicamente em uma cultura masculina de afirmação da força, do desempenho e da competição. Nesta cultura, o homem, por ter o papel social ativo, não exprime, na vida pública, a dor, pois isso atestaria "fraqueza" e consequentemente, aproximação com o feminino. Haveria, portanto, uma ideologia da virilidade como força (talvez até uma hegemonia masculina) relacionada com a construção social da dor como "fraqueza" e "enfraquecimento da masculinidade?"

Para Bourdieu (2007), nossa visão de mundo é androcêntrica. A construção do *ser homem* tem sido associada, ao longo da história, a um conjunto de ideias e práticas que identificam essa identidade à virilidade, à força e ao poder advindo da constituição biológica sexual. Ser homem é sinônimo de não ter medo, não chorar, não demonstrar sentimentos *frágeis*, arriscar-se diante do perigo, demonstrar coragem, ser ativo. Determinados símbolos do imaginário social, como armas, carros, esportes, fazem parte do universo masculino. A competição também se insere no padrão cultural de masculinidade. Em diversas culturas, os meninos são incentivados à participação em competições e provas para afirmarem a sua virilidade,[14] inclusive de forma violenta e dolorosa (Souza, 2005).

Da mesma forma, não podemos deixar de reafirmar que a mulher só se insere de forma significativa nessa competitividade, produtividade e busca por grande desempenho profissional a partir da segunda metade do século XX. Ainda que o trabalho feminino seja milenar, culturalmente as mulheres estão há pouco tempo na luta da competitividade profissional, característica do mundo pós-industrial. Além disso, ainda têm os papéis culturais de *boa mãe, boa esposa* e *boa profissional*.

Muitas perguntas poderiam ser feitas neste contexto, como por exemplo: Que posições de poder – em termos de gênero – estão sendo reforçadas com a grande e crescente prevalência de fibromialgia na população feminina? Nosso objetivo não foi fazer uma pesquisa tendo o gênero por objeto de estudo, mas incorporá-lo como coadjuvante na compreensão da fibromialgia e como expressão de adoecimento coletivo. Nesse sentido, coletamos relatos de mulheres sobre a questão da *feminização da doença*. Interessou-nos compreender o ponto de vista do próprio ator sujeito da pesquisa. Vejamos relatos de mulheres que procuram explicar a prevalência maior de fibromialgia na população feminina:

---

[14] Não podemos deixar de mencionar a angústia dos homens contemporâneos com a perda dos papéis tradicionais, inclusive o enfraquecimento das fronteiras que definiam a virilidade. O homem herdou tradicionalmente o papel social de provedor, marido e pai de família. No entanto, a partir da segunda metade do século XX, a situação começou a mudar. O papel tradicional das mulheres passou por transformações, e o lugar de provedor, que era exclusivamente masculino, passou a ser distribuído entre homens e mulheres. Os homens foram perdendo a exclusividade de provedores financeiros da família. Isso trouxe consequências que os levaram a redefinir sua virilidade.

As mulheres passam por muitas alterações hormonais e sempre são mais cobradas e exigidas pela sociedade em relação à estética, à moral (sexual e comportamental), responsabilidades naturais com o início da puberdade. A mulher, pelo seu ciclo biológico, tem pressa, tudo é uma contagem regressiva. A mulher tem pressa para casar, para ter filhos, pois a partir de uma certa idade, estudos comprovam que com 30 anos as mulheres têm aproximadamente 20% de chances de engravidar de forma natural. Temos que trabalhar, cuidar dos filhos, do marido, da casa e ainda ser mulher. Enfim, o homem sempre foi criado e educado a obter e a viver em libertinagens sexuais, pode gerar filhos naturalmente até a melhor idade. Quanto mais velhos, mais charmosos e atraentes ficam, não têm desequilíbrios hormonais iguais aos das mulheres. Nem se compara! E homem barrigudo não é tão ridículo assim, pelo contrário, é até normal. Não somos vítimas, mas a meu ver mulheres conquistaram posições que antes somente eram destinadas aos homens; isso não quer dizer nada até agora e não vai dizer nunca, pois mulheres são mais frágeis, sim, e sempre vão gerar, menstruar. E vão chorar se não forem correspondidas no amor e com isso sofrerão. Tudo que eu citei aqui junto facilita o aumento do número de mulheres a desenvolverem mais doenças, inclusive depressão, tornando assim a fibromialgia um problema mais comumente em mulheres que em homens. (24 anos, solteira, comerciante, Rio de Janeiro)

Talvez porque as mulheres sofram mais exigências pela dupla jornada (trabalho, cuidar da casa, estar linda para o marido, sempre disposta etc.). E acredite, é verdade que cansa, não é exagero. Vá cuidar bem de uma casa e veja o trabalho que dá. Também acho que culturalmente as mulheres sofrem mais caladas, tentam segurar tudo, dar conta de tudo. Os homens não entendem o quão difícil é. E não fazem questão de entender. Simplesmente trocam de mulher. (26 anos, solteira, advogada, Rio de Janeiro)

Como estamos considerando que a inscrição do sofrimento psíquico e social ocorre no corpo, nossa hipótese é que a cultura masculina contribui para o impedimento da manifestação da fragilização corpórea nos homens, sobretudo a manifestação da dor.

Duarte (2004), ao problematizar o tema sexualidade nas Ciências Sociais, afirma que o modelo de subjetividade romântica insere-se num processo de autoformatação do sujeito, autoexame e autocrítica, essencial para o florescimento da arte expressiva, da literatura confessional, da introspecção psicológica. No contexto do século XIX, por exemplo, havia a ideia de ser humano, enquanto *Homo duplex*, isto é, aquele que carrega um *instinto primário* da sexualidade que o aproxima dos animais e dos *povos primitivos*, mas que poderia ser sublimado pelo processo de autocontrole moral, pela vitória da civilização sobre a *natureza*, alcançada somente pelo europeu, naquele momento. Caberia ao ser humano *lutar* contra a degeneração provocada pela sexualidade desregrada. A tensão exagerada do sistema nervoso ao estimular a sensualidade levaria aos excessos que ameaçariam a moralidade, a família e a própria fundação da sociedade. É nesse contexto que se pode compreender a presença da sexualidade como tema científico nos saberes eruditos do final do século XIX. As Ciências Sociais, portanto, nutriram-se de influências externas e construíram significados que permitiram as ligações entre diversos campos de conhecimento (Biomedicina, Psiquiatria, Psicanálise, Psicologia, Direito etc.).

Rohden (2003), ao discutir a construção da noção de diferença sexual na modernidade, procura problematizar o argumento de que a diferença entre os sexos passa a ser considerada como natural e imutável pela Ciência. Essa ênfase na naturalidade estaria relacionada com as transformações ocorridas a partir do fim do século XVIII (crescente industrialização e urbanização, entrada mais efetiva das mulheres no mercado de trabalho, surgimento de movimentos de reivindicação de direitos), que requeriam mudanças nas relações de gênero estabelecidas. As diferenças, que eram antes expressas em termos de gênero, passaram a ser evidenciadas pela Biologia. E a ciência tornou-se cada vez mais fundamental na medida em que passava a fornecer argumentos para o debate.

Para Loyola (1998), os antropólogos foram uns dos primeiros a chamar atenção para o fato de que a sexualidade constitui o pilar sobre o qual se assenta a própria sociedade e que está, portanto, sujeita a normas. Estas, embora variem de uma sociedade a outra, muitas vezes são reduzidas ao tabu do incesto. Assim, a sexualidade deriva do que é proibido e permitido, do modo com que, pela reprodução biológica da espécie, ela participa da criação da ordem social. A proibição do incesto fundamenta a sociedade humana e, em um sentido, ela é a sociedade.

Em *Estruturas elementares do parentesco*, Claude Lévi-Strauss (2003) vê no tabu do incesto[15] o ato fundador da sociedade, uma vez que implica o imperativo de troca de elementos tangíveis ou intangíveis, que é uma forma de comunicação entre os homens em diversas culturas. A proibição do incesto é a regra que asseguraria o domínio da cultura sobre a natureza, exprimindo a passagem do fato natural da consanguinidade ao fato cultural da aliança. As mulheres são reduzidas à condição de objetos – instrumentos simbólicos da política masculina. São destinadas a circular como signos e instituir relações entre os homens. Elas ficam reduzidas à condição de instrumentos de produção ou de reprodução do capital simbólico e social masculino, na linguagem de Bourdieu (1998). O corpo feminino torna-se um objeto que pode ser avaliado e intercambiado, circulando entre os homens ao mesmo título que uma moeda.

Podemos trazer as contribuições de Margaret Mead (2003) para a compreensão do gênero como um fenômeno cultural. Ao escrever *Sexo e temperamento*, a autora nos mostra como sociedades primitivas da Nova Guiné agrupam suas atitudes sociais em relação ao temperamento em torno dos fatos relacionados às diferenças sexuais. As investigações de Margaret Mead na década de 1930 sobre o temperamento humano aumentaram a influência da Antropologia e da Sociologia na produção de conhecimento sobre o comportamento humano. Com seus estudos, foi possível argumentar que as concepções de comportamento masculino e feminino podem variar nas culturas, já que tanto o temperamento agressivo quanto passivo existem em homens e mulheres. Mead estudou o temperamento de mulheres e homens em três sociedades (Arapesh, Mundugumor, Tchambuli). Entre os Arapesh, homens e

---

[15] Na Psicanálise, a lei simbólica também chamada de interdição, proibição, castração, nome do Pai procura interditar duas coisas: o incesto e o parricídio. O incesto é uma metáfora do desejo de gozo absoluto, e o parricídio é uma metáfora para o ato que visa eliminar qualquer obstáculo à realização desse gozo absoluto. A interdição da lei do incesto é estruturante para a subjetivação.

mulheres têm um temperamento dominantemente cooperativo e meigo; nos canibais Mundugumor, ambos os sexos são caracterizados pela agressividade; e nos Tchambuli, as mulheres são agressivas, e os homens, meigos.

Com isso, Mead (1988) nos mostra que homens e mulheres são socialmente diferenciados e cada sexo é impulsionado a conformar-se ao papel que lhe é atribuído. Nenhum papel emocional é imposto ao indivíduo em razão do nascimento ou do acaso. Percebe-se, portanto, que a cultura atribui arbitrariamente certos traços (inclusive biológicos) humanos às mulheres e outros aos homens (Loyola, 1998).

Laqueur (2001) afirma que durante séculos acreditou-se que as mulheres tinham a mesma genitália que os homens, só que seria endógena. Galeno, no século II d.C, argumentava que as mulheres eram essencialmente homens. Contudo, nelas, por falta de calor vital, haveria retenção interna das estruturas que no homem são visíveis na parte externa. A vagina era vista como um pênis interno, os lábios como o prepúcio, o útero como o escroto e os ovários como os testículos. A percepção herdada dos gregos é de que haveria apenas um sexo biológico, enquanto o gênero se apresentaria em mais possibilidades.

Nesse modelo, homem e mulher não seriam definidos por uma diferença intrínseca em termos de natureza, de biologia, de dois corpos distintos, mas, apenas em termos de um grau de perfeição. Como afirmamos anteriormente, dependendo da quantidade de calor atribuída a cada corpo, ele se moldaria em termos mais ou menos perfeitos, em um corpo de homem, quando o calor foi suficiente para externalizar os órgãos reprodutivos; ou em um corpo de mulher, quando foi insuficiente e os órgãos permaneceram internos. Os órgãos reprodutivos seriam vistos como iguais em essência e reduzidos ao padrão masculino, ou seja, ambos, homens e mulheres, seriam dotados de pênis e testículos, por exemplo. Só em 1759 é que multiplicaram-se as reproduções detalhadas do esqueleto feminino em livros de anatomia para ilustrar suas diferenças do esqueleto masculino. Até essa época havia uma estrutura básica do corpo humano, e essa estrutura era masculina.

Assim, por volta do final do século XVIII, a *natureza sexual* humana foi diferenciada. Para médicos e pesquisadores, mulheres e homens formavam uma série de oposições e contrastes. Instaura-se um modelo caracterizado pelas diferenças radicais das genitálias, pela divergência biológica, no qual todas as partes do corpo apresentariam diferenças não apenas no que era mais aparente, mas mesmo em elementos microscópicos. A diferença sexual era percebida como variação de espécie e parecia solidamente baseada na natureza.

Para Laqueur (2001), constitui-se no pensamento médico do século XIX uma verdadeira obsessão em demarcar claramente os limites entre masculino e feminino e enraizá-lo na *natureza*, isto é, na Biologia. Essa diferença sexual parecia solidamente baseada na natureza. Para o autor, as novas formas de compreender o corpo e a sexualidade não foram consequência apenas de um maior conhecimento anatômico, mas resultaram de desenvolvimentos analíticos diversos, no plano epistemológico e político.

No século XVIII, a mulher era vista como uma criatura cheia de luxúria, propensa a excessos sexuais. Bem distante da concepção do século XIX, em que a crença na falta de desejo feminino transforma a mulher em uma imagem plena de espiritualidade. As obras médicas do século XIX documentam a variabilidade de concepções sobre a mulher e seu desejo. Por um lado, fala-se na força da paixão feminina; por outro, cita-se a visão estereotipada vitoriana de que as mulheres sentiam horror pelo sexo, em vez de desejo.

Ao que parece, o gênero e o sexo, enquanto práticas discursivas e como categorização contemporânea, ajudam os indivíduos a criar significados para suas experiências sexuais, ao mesmo tempo em que produzem subjetividades específicas essencializando a identidade sexual. Uma ideologia tanto médica quanto cultural contribui para a construção das experiências individuais da sexualidade, que não representa simplesmente uma necessidade biológica, mas constitui um complexo construído dentro da cultura. Historicamente, os médicos tiveram papel significativo não só em lidar com o comportamento sexual, mas, também, em definir o objeto ideal do desejo sexual ou da paixão. Durante muito tempo, as construções sociais do desejo tiveram como fundamento não as vivências dos indivíduos, mas as crenças sobre sexualidade/ gênero, que variavam histórica e culturalmente (Irvine, 1995).

Gaudillieère (2003), em seu texto *La fabrique moléculaire du genre: hormones sexuelles, industrie et mécidine avant la pilule*, afirma que o século XX produziu uma molecularização dos sexos. A possibilidade de definir os sexos por meio da genética e de concentrações hormonais deu força às concepções biológicas e naturalistas de diferenças entre homens e mulheres. Essa reconfiguração estabelecida com base em achados biomoleculares não apenas acrescentou novos níveis de apreensão dos organismos, mas, também, os organizou numa hierarquia dominante (masculino predominando sobre o feminino), legitimando-se com base nas funções celulares e fisiológicas que determinam os gêneros. A descoberta dos hormônios sexuais, por exemplo, teve um papel essencial nesses processos.

A disponibilidade de extratos preparados valendo-se das glândulas sexuais possibilitou aos médicos inúmeros experimentos, principalmente no período das grandes guerras mundiais. A produção ampliada de hormônios esteroides sexuais favoreceu os processos de medicalização e de controle das práticas reprodutivas, modificando, também, a percepção do feminino e do masculino. A história da fábrica molecular do gênero é a história da reconfiguração das identidades corporais, que tem por substrato uma conjunção de ciências, de indústrias e de práticas médicas. A produção sintética de hormônios esteroides sexuais modifica a percepção do masculino e do feminino.

Rohden (2008) também discute os processos de redefinição das diferenças de gênero e sexo por meio de marcadores considerados como biológicos ou naturais. Identifica-se um percurso de naturalização das diferenças por uma lógica de *substancialização* ou *materialização*, a exemplo da percepção da Medicina sobre a mulher, que promove modelos explicativos de economia corporal feminina centrados ora em órgãos como útero e ovários, ora na mecânica dos hormônios e, mais recentemente, também nas distinções genéticas e neurológicas. Os hormônios, enquanto mensageiros químicos, ajudaram a configurar a passagem entre uma lógica do excesso, que envolvia o sexo até o final do século XIX, para o imperativo da falta, predominante desde meados do século XX.

A ideia de que os hormônios determinam tudo, até mesmo nossa inteligência e nossos comportamentos, ganhava cada vez mais adeptos. Para Rohden (2008), surge gradativamente o império do *corpo hormonal*. Os órgãos reprodutores femininos, especialmente os ovários, percebidos até o final do século XIX como os grandes responsáveis pelas perturbações de ordem física e mental das mulheres, vão cedendo lugar aos hormônios como substâncias que determinariam o sexo e o gênero. Os estudos sobre os ovários e os hormônios não se limitavam a descrever o corpo feminino para conhecer sua anatomia e fisiologia, mas construía-se ao mesmo tempo um saber sobre o comportamento das mulheres em virtude de possíveis alterações hormonais. A infidelidade e o desejo sexual aumentado, por exemplo, adquiriam explicações anatomopatológicas e físico-químicas.

Lowy (2003) cita as pesquisas desenvolvidas por dois laboratórios norte-americanos (um da Escola de Medicina da Universidade Johns Hopkins, dirigido por John Money, e outro dirigido por Robert Stoller na Escola de Medicina da Universidade da Califórnia) como principais exemplos dessa fabricação molecular dos gêneros sobre as crianças. Nos anos 1960, Money aderiu às pesquisas que afirmavam que os hormônios femininos e masculinos afetavam a organização do cérebro do feto e que, se uma pessoa fosse exposta durante o crescimento a um excesso de hormônios do sexo oposto, isso afetaria seu comportamento, ou seja, um comportamento diferente do seu sexo biológico ou de seus cromossomos. Todo esse período de 1920 a 1960 ressalta a existência do *sexo em frasco*, como afirmam Lowy e Rouch (2003).

Depois da Segunda Guerra Mundial, a conjunção de diferentes disciplinas (Anatomia, Embriologia, Genética e Endocrinologia) permitiu uma compreensão conjunta do desenvolvimento do sexo. Ao mesmo tempo, a multiplicação dos critérios utilizados para definir o sexo tornava cada vez menos evidente uma bicategorização coerente com cada um desses critérios. Essas dificuldades alimentaram as discussões dos diferentes especialistas. Os pesquisadores biomédicos afirmavam com certa empolgação que a *gênese do gênero* estaria ligada à produção industrial de hormônios sexuais e à utilização deles como medicamentos. Os hormônios sexuais foram utilizados no tratamento de anomalias sexuais de nascimento, de disfunções dos órgãos reprodutivos, diminuição do desejo sexual e problemas de esterilidade.

Desse modo, o corpo que parece existir na base das noções modernas de diferença sexual é produto de *construções* específicas sociais e culturais. Ele não é somente uma manifestação da cultura, mas sua própria criação. Do Renascimento até a segunda metade do século XX, as transformações sociais e culturais condicionaram fortemente nossa maneira de conceber sexo e gênero. Sexualidade, gênero e reprodução tornam-se paulatinamente objetos de estudo dos sociólogos, antropólogos, psicanalistas, biólogos, médicos e farmacêuticos.

Se a sexualidade e a reprodução são construções sociais, uma vez que, do ponto de vista biológico, esses processos são separados na espécie humana, não podemos deixar de mencionar os estudos de Foucault (1976b) ao nos mostrar que a própria construção social de sexualidade é historicamente produzida. A nossa forma de pensar e de conceber a sexualidade como matriz da subjetividade também é uma produção sócio-histórica, com base em relações de poder e saber. São práticas e discursos que produzem *a sexualidade*.

A construção da subjetividade moderna dependeu do dispositivo da sexualidade como instância de poder/saber produtora de *verdades do sujeito*. Longe de uma repressão à sexualidade, o que havia era uma incitação a colocar a sexualidade no plano discursivo (falar sobre o sexo), garantindo assim dispositivos de controle do comportamento sexual.

O que há na sociedade ocidental é a construção de uma *ciência sobre a sexualidade* das pessoas, e não sobre o prazer delas. Trata-se da *verdade do sexo* e não da intensidade do prazer. Foucault (1976b) retoma os estudos do historiador francês Paul Veyne (1985) para ressaltar que casar-se, respeitar sua mulher com a fidelidade, fazer sexo apenas para ter filhos, libertar-se dos desejos sexuais, era algo já aceito pelos habitantes do Império Romano antes do surgimento do cristianismo. O cristianismo não seria o responsável pelas proibições, desqualificações e limitações da sexualidade (e do prazer) atribuídas a ele.

A questão é: "Quais mecanismos de poder que o cristianismo introduziu no mundo romano?". O cristianismo trouxe toda uma série de técnicas e de procedimentos que concerniam à produção da verdade. Mas não é apenas Foucault que entende o sexo como o prolongamento de uma analítica do poder. Bourdieu (2007) também se encontra nessa perspectiva ao pensar em uma *dominação masculina* existente na sociedade. Onde existe dominação dos homens sobre as mulheres, a sexualidade é solicitada a manter um discurso que faça aparecer essa dominação como perfeitamente legítima aos olhos dos homens que a exercem e das mulheres que a sofrem. A dominação masculina é muito mais que uma dominação de gênero, é uma dominação social. Trata-se de uma subordinação da vida social às relações sociais de poder entre homens e mulheres.

A dominação masculina não é exclusiva das sociedades ocidentais contemporâneas complexas e ditas "civilizadas". Strathern (2006) argumenta que, na sociedade Hagen, a vida coletiva dos homens gira em torno da mobilização de grupos políticos (como os clãs) na busca de prestígio, tanto individual como coletivo, por meio das trocas com outros grupos, da guerra e da celebração de cultos. No contexto da exaltação da masculinidade dessas atividades, os homens depreciam a esfera da produção doméstica, na qual predominam as mulheres. Em geral, as mulheres não buscam participação na vida coletiva dos homens e, em certas situações, estão especificamente impedidas de fazê-lo em virtude do sexo. Aos olhos dos Hagen, a associação das mulheres com a procriação e com as crianças torna-as poluidoras e fracas. Da mesma forma, dados etnográficos a respeito dos Bena Bena, também situados na região central das Terras Altas da Papua-Nova Guiné, mostram que os homens sempre controlam os assuntos públicos. O que está em jogo não é apenas a segregação dos sexos, mas a dominação masculina.

Para Bourdieu (2007), a divisão entre os sexos está *no* cotidiano, de tal forma que em todo o mundo social e, em estado inconsciente incorporado, nos corpos e nos discursos enquanto *habitus* dos agentes funcionam sistemas de esquemas de percepção, de pensamento e de ação que mantêm e perpetuam a dominação masculina. A visão androcêntrica impõe-se como neutra e produz discursos e práticas para legitimá-la, entre as quais as aproximações *produzidas* sobre a natureza e a cultura. A ordem social funciona como uma imensa máquina simbólica que tende a ratificar a dominação masculina sobre a qual se alicerça.

O mundo social constrói o corpo como realidade sexuada e como depositário de princípios de visão e de divisão sexualizantes. Esse programa social de percepção incorporada aplica-se a todas as coisas do mundo e, antes de tudo, ao próprio corpo, em sua realidade biológica: é ele que constrói a diferença entre os sexos biológicos, conformando-a aos princípios de uma visão mítica do mundo, enraizada na relação arbitrária de dominação dos homens sobre as mulheres, ela mesma inscrita, com a divisão do trabalho e na realidade da ordem social. A diferença biológica entre os sexos, isto é, entre o corpo masculino e o corpo feminino, e, especificamente, a diferença anatômica entre os órgãos sexuais, pode assim ser vista como justificativa natural da diferença socialmente construída entre os gêneros e, principalmente, na divisão social do trabalho.

Entre as práticas sociais, o esporte é sem dúvida uma das práticas sociais em que se exprime mais abertamente a socialização de gênero. No entanto, mesmo que as taxas de prática esportiva feminina sejam praticamente iguais às dos homens, mulheres e homens estão longe de engajar o corpo nas mesmas atividades. Algumas atividades como o rúgbi ou o boxe conservam valores viris, considerados masculinos por excelência, enquanto atividades como a dança, o balé ou os esportes no gelo servem de vitrine para o feminino, e valorizam a graça, a leveza e a beleza tipicamente femininas. Nas próprias práticas corporais é possível perceber a divisão naturalizada dos gêneros masculino e feminino. Força *versus* graça são representações do masculino *versus* feminino.

Pfister (2006) ressalta que a construção do corpo, assim como o papel da medicina na *detecção* do gênero, também está relacionada às práticas esportivas. Com as competições e os *rankings* (recordes), o esporte fornece oportunidades para confirmar ou subverter as normas de gênero. O esporte constitui-se como um espaço social no qual as diferenças corporais parecem ser reproduzidas e fixadas, sem, contudo, deixar de ser um *lócus* para desconstrução das diferenças entre homens e mulheres.

Segundo Vigarello e Holt (2008), a atividade esportiva feminina, até o século XIX, era praticamente nula. O esporte permitia explorar a potência do corpo masculino, enquanto as mulheres eram marginalizadas. A Medicina do início do século XIX afirmava que as diferenças entre os sexos não podiam ser negligenciadas e que os exercícios físicos vigorosos apresentavam perigos para as mulheres. Mudanças foram ocorrendo gradativamente ao longo do século XIX, à medida que as mulheres da classe média europeia rejeitavam cada vez mais a noção de um corpo feminino fraco e passivo. As diretoras das escolas destinadas às moças começaram a elaborar versões de práticas corporais para mulheres. O tênis, por exemplo, teve grande sucesso entre as mulheres. Ensinava-se esse esporte nas escolas privadas de moças e as duplas mistas eram uma forma para que os jovens pudessem se conhecer para casar. Em 1887, mulheres já disputavam torneios europeus de tênis. Na Inglaterra, França, Alemanha e Estados Unidos, o tênis se tornou um verdadeiro mercado matrimonial. As moças eram incentivadas a serem graciosas e sedutoras na quadra de tênis.

No entanto, o atletismo estava fechado para as mulheres, e Pierre de Coubertin[16] se declarou contrário à participação delas nos jogos olímpicos. O papel dado às mulheres era de entregar a coroa de louros aos vencedores, não de competir. Apenas por volta da Primeira Guerra Mundial (1914-1918), que as mulheres ganharam mais espaço. O medo da diminuição da população levava certos grupos a defenderem o exercício físico feminino, percebido como meio de produzir mães com boa saúde (Vigarello e Holt, 2008).

Duret e Roussel (2003), ao fazer uma discussão na obra *Le corps et ses sociologies*, trazem-nos alguns dados de pesquisas socioantropológicas e históricas sobre a relação entre práticas corporais e identidades de gênero. No boxe e no rúgbi, o corpo deformado e ferido atesta a rudeza dos golpes e celebra os combatentes. O corpo tinha por imperativo o sofrer. O sangue derramado era ao mesmo tempo o sinal de barbárie para os leigos e sinal de heroísmo para os adeptos do esporte. No rúgbi, para ser levado a sério quando se é um iniciante, é indispensável se impor fisicamente aos adversários e mesmo aos companheiros de sua própria equipe. Ter o nariz quebrado, cicatrizes, barba de três dias eram critérios indispensáveis para ser considerado um bom jogador de rúgbi. Antes do século XX, os jogadores de rúgbi eram chamados de *bestas*. Apelidos como *homem-ogro* e *dinossauro* eram comuns. Eles representam a força, característica tipicamente masculina.

---

[16] Pierre de Coubertin fundou o Comitê Olímpico Internacional (COI) em 1894 na Universidade de Sorbonne, na França. Ele presidiu o COI de 1896 a 1925. O COI é uma organização internacional não governamental, sem fins lucrativos, dotada de personalidade jurídica. A missão do COI é dirigir o Movimento Olímpico com base nos projetos da Carta Olímpica. O lema olímpico "*citius, altius, fortius*", que significa "mais rápido, mais alto, mais forte", é um convite para cada atleta melhorar seu desempenho.

Na segunda metade do século XX, as aparências dos jogadores de rúgbi se modificaram porque as novas figuras menos carregadas de sinais masculinos apareceram progressivamente. Surgiam jogadores com cabelos longos, mudando alguns estereótipos de valentões e brutos, e confirmando a arbitrariedade de elementos físicos e psicológicos considerados masculinos. Nos anos 1990, as silhuetas menos assustadoras ganhavam as linhas de frente. Alguns já aceitavam servir de manequins para desfiles de moda, adotando uma conduta considerada até o momento inconveniente diante da virilidade do esporte.

Nas práticas corporais e esportivas consideradas femininas, a patinação artística é um exemplo de investimento feminino em busca da graciosidade. As campeãs de referência Peggy Flemming dos anos 1970, Katarina Witt dos anos 1980 e Isabelle Duschesnay dos anos 1990 tiveram em comum o fato de privilegiar os critérios de julgamento artísticos, estéticos, graciosos. Já Surya Bonaly, por causa de sua musculatura e de suas fortes proezas técnicas, sempre foi criticada na patinação feminina. Considerada potente, mas não estética, ela era considerada pouco feminina. Não podemos nos esquecer que as mulheres que praticavam esportes já foram (algumas ainda são) consideradas masculinizadas e desprezadoras da maternidade. Apenas no século XIX as mulheres começaram a ter uma inserção um pouco maior nas práticas esportivas, antes consideradas masculinas. A equitação, como esporte, foi praticada por uma parcela importante da aristocracia. As mulheres da elite montavam a cavalo e a elegância feminina passou a ser aproximada com a prática esportiva.

Essas diferenças sociais de gênero não são apenas difundidas entre os adultos, mas transmitidas desde a infância. Gagnon (2006) ressalta que são ensinadas às crianças formas de controle e de dominação entre meninos e meninas, a fim de que aprendam os papéis sociais de gênero. Não é à toa que meninos são ensinados pelos pais (homens) e por outros meninos (principalmente) a não chorar diante da dor. Quem chora é a "mulherzinha", a própria identidade feminina. Trata-se, portanto, de aproximação com o papel social atribuído à mulher. Se a menina chora, não há nenhuma anormalidade, somente naturalidade. Mas se o menino chora, algo está errado.

Ao chegar ao mundo social do trabalho, homens e mulheres são afetados de maneiras diferenciadas e, portanto, a questão de gênero deve ser vista como um elemento fundamental na análise do regime produtivo de trabalho no sistema capitalista. Com base nisso, discutiremos a inserção da mulher no trabalho, a partir da segunda metade do século XX.

Bruschini e Puppin (2004) afirmam que as principais tendências a destacar quando analisamos a participação das mulheres no mercado de trabalho são:

- o aumento da participação feminina no mercado de trabalho brasileiro, que ocorre a partir dos anos 1970;
- a quantidade de mulheres em atividades precárias e informais;
- a presença, entretanto, de bons empregos para mulheres mais escolarizadas;
- a mudança no perfil das trabalhadoras que precisam conciliar atividades laborais com responsabilidades domésticas e familiares;
- a persistência da maternidade como geradora de dificuldades para o trabalho quando os filhos são pequenos.

No período de 1990 a 1998, a população economicamente ativa feminina passou de 22,9 milhões para 31,3 milhões, a taxa de atividade profissional feminina passou de 39,2% para 47,6%. Junto a isso, não podemos deixar de considerar as grandes transformações demográficas, culturais e sociais que ocorrem no Brasil, como o processo acelerado de urbanização com a industrialização e a queda da taxa de fecundidade (de 4,4 filhos em 1980 para 2,3 filhos no final da década de 1990), que contribuiram para que a mulher ingressasse no mercado de trabalho. Em 2006, a taxa de fecundidade brasileira chegou a 1,8.

As mudanças no mercado de trabalho, a partir dos anos 1990, redefiniram o padrão de absorção de força de trabalho e modificaram os arranjos familiares, transformando o papel da mulher na família. Diante dos rearranjos familiares de inserção no mercado de trabalho, sob a precarização das relações de trabalho e o desemprego, cresceu a importância da participação das mulheres como chefes de família, tendo posição importante, quando não estressante, de ter de prover renda. Na década de 1990, acentuaram-se as transformações da economia sob o processo de reestruturação produtiva. Os homens foram os que sofreram o maior impacto que reduziu de forma contínua postos de trabalho assalariados regulamentados e elevou o desemprego. Nesse mesmo período, as mulheres passaram a ter maior peso na busca por renda familiar.

Em 1998, 68% das mulheres no mercado de trabalho tinham entre 30 e 39 anos, e cerca de 63% das mulheres de 40 a 49 anos possuíam profissões. Mesmo assim, as mulheres continuaram com a sobrecarga das atividades domésticas, dos cuidados com os filhos e marido. Em média, as mulheres gastam 36 horas semanais com tarefas domésticas, enquanto os homens gastam 14 horas (Bruschini e Puppin, 2004).

Se as mulheres trabalham 36 horas semanais nas atividades domésticas, isso nos levaria a pensar que a possibilidade de exercer alguma atividade profissional tenderia a diminuir, por causa da falta de tempo. Mas não é o que ocorreu. Em 1996, 41% dos domicílios de São Paulo eram formados por mulheres que trabalhavam fora. Quando o desemprego ficou mais elevado, a partir de 1998, a taxa de mulheres que exerciam atividades profissionais chegava a 50%. Em 1986, as mulheres contribuíam com 29% da renda familiar; em 2000, com 35%; e em 2003, com 36%. O aumento é gradativo da mulher no mercado de trabalho. Sem dúvida, a inserção das mulheres em atividades remuneradas é afetada pelas representações sociais das atribuições femininas, definidas pela divisão sexual do trabalho que permanece existente em nossa sociedade, na qual a mulher é identificada como aquela que deve ser boa mãe e boa esposa (Montali, 2006).

Algumas perguntas que precisamos fazer são:"Essa perda de espaço masculino para as mulheres no mercado de trabalho e a necessidade de competição entre os gêneros afeta mais os homens ou as mulheres? Sofreriam as mulheres mais que antes com essa nova realidade socioeconômica que as levou ao mercado de trabalho ou elas estão mais felizes com as oportunidades de emancipação advindas com a nova situação? Haveria alguma relação das mudanças na organização do trabalho – que passa a admitir gradativamente mais mulheres – com maior incidência de fibromialgia?".

"Poderia a fibromialgia ser uma forma de adoecimento que se manifesta como resultado da precarização do trabalho a que se submetem as mulheres? Seria a manifestação da dor física um sintoma tipicamente 'feminino', ou cabível no papel cultural do feminino?". É importante que possamos compreender como a masculinidade foi construída historicamente, na cultura, e como a dor é (socialmente) evitada pelos *verdadeiros* homens.

A masculinidade surge não apenas como um termo, mas como um espaço simbólico que modela atitudes, comportamentos, emoções, sentimentos, condutas a serem seguidas pelo homem. Aqueles que possuem as características da masculinidade não são questionados enquanto homens. Do século XVIII ao XX se constituiu o modelo de masculinidade com base em algumas características centrais: valentia, firmeza, inteligência, imponência, virilidade, entre outras. No entanto, fragilidades, angústias, crises e contradições também surgiram diante desse modelo cultural. Tais situações nos permitem explorar, por exemplo, as especificidades do homem no processo saúde-doença-cultura.

Ao nos depararmos com 100% dos pacientes com fibromialgia pertencendo ao gênero feminino em nosso campo etnográfico, somos levados a nos perguntar sobre a construção da identidade masculina. Sem dúvida, não podemos negligenciar as mudanças nos padrões de masculinidade contemporâneos. Sohn (2009) ressalta que, desde o século XIX, há uma progressiva modificação no modelo de masculinidade. Embora o modelo de homem viril seja predominante, não se pode negar que ocorre um declínio de uma masculinidade fundada sobre a força, a coragem e a honra, em proveito de uma masculinidade na qual a palavra substitui o gesto e o afrontamento, cedendo lugar à mediação. Para a autora, a virilidade não é o único modelo predominante, mas é o mais reforçado pelas experiências cotidianas que os meninos enfrentam na escola, nas casas noturnas, nos lugares públicos e nos ambientes de trabalho. Há rituais, embora cada vez mais problematizados pelos próprios homens, que moldam a masculinidade em torno da virilidade.

A compreensão das representações sociais da masculinidade pode nos ajudar a compreender quem é esse homem que sofre de fibromialgia e onde ele está. Será que ele pede ajuda ou se recolhe mesmo com algias insuportáveis no corpo? Independentemente da faixa etária e da escolaridade, as representações de *ser homem*, refletidas em diversos depoimentos, apontam para um modelo hegemônico de masculinidade. São recorrentes as representações de que ser homem não é ser *gay*, sendo aquele que procura por mulher. A heterossexualidade é atribuída à masculinidade, e entende-se o *ser homem* a partir do momento em que ele se interessa sexualmente pela mulher.

O ser dominador serve de referência para a construção das representações de ser homem. Mais poder significa mais masculinidade e sua ausência, *feminilização*. Os homens recorrem a expressões como "bruto", "forte", "agressivo", "tem iniciativa sexual", "vive mais na rua" e "gosta de pular a cerca" para representar o homem. Em oposição, as expressões "suave", "sensível", "doce", sexualmente mais "passiva", "fica mais em casa" e "se segura mais" eram utilizadas para a mulher.

Duret e Roussel (2003), em uma pesquisa realizada com mais de mil jovens, que deveriam citar três atributos físicos da virilidade, mostraram que, mesmo que não haja consenso sobre a apreciação da virilidade, os atributos físicos que a caracteriza e compõem a masculinidade são muito homogêneos. Os atributos físicos associados à virilidade para os rapazes, na ordem dos mais citados, foram: músculos, força e potência sexual. Para eles, não se pode ser viril sem ter um corpo que se faça respeitar.

Brant e Dias (2004), em um estudo com gestores de uma empresa brasileira, concluíram que o sofrimento em gestores pode estar relacionado a "proibições" de manifestação do sofrimento, reproduzindo assim a atual cultura do individualismo na gestão do trabalho. O sofrimento, em decorrência da tensão e do regime social de trabalho, é percebido (pelos próprios gestores e/ou pelos empresários) como sinal de fraqueza que compromete a imagem na empresa. Os participantes da pesquisa concordaram que a empresa e o cargo gerencial não permitem que se demonstre que é fraco e concluem que não há espaço para a manifestação desses sentimentos.

Até alguns homossexuais procuram fugir do estereótipo de "fraqueza", "sensível", "mulherzinha", "bicha" e adotam o padrão maior de masculinidade: o "machão". Pollak (1986) afirma que muitos homossexuais adotaram uma nova postura, até mesmo um novo modelo de homossexualidade. Era o homossexual "superviril", "machão", "sarado" musculoso e esportista. Surge uma nova identidade dos homossexuais, orgulhosos de si com seus belos corpos viris. Homossexuais identificados como "homens".

A construção da masculinidade pode, porém, ocorrer com base em outros elementos socioculturais que não sejam a definição das práticas hétero ou homossexuais. Nesse sentido, é possível pensar na figura masculina, independentemente das suas escolhas afetivas e sexuais. Herdt (1981) mostra-nos que o consumo de sêmen é fundamental para a construção da masculinidade, em certas culturas, o que pareceria paradoxal nas sociedades contemporâneas ocidentais. A constituição da masculinidade, da virilidade e do casamento heterossexual é precedido por um longo período (10 anos ou mais) de relações homossexuais nas quais os homens ora são doadores de sêmen aos mais jovens, ora receptores enquanto jovens. A masculinidade heterossexual emerge apenas depois de anos de atividades homossexuais normativamente prescritas e prolongadas. A masculinidade, nesse caso, não se constrói por práticas estritamente heterossexuais, mas pela preparação dos guerreiros. As práticas homossexuais não seriam definidoras de "escolhas" ou "orientações" sexuais, mas seriam necessárias para a formação do sujeito enquanto homem e guerreiro.

"Em sua opinião, por que quase não há homens com fibromialgia?", fizemos essa pergunta a mulheres de todo o Brasil. Foi do meu interesse compreender o que essas mulheres pensam sobre a fibromialgia e as questões de sexo/gênero. Não obstante, a relação entre construção da masculinidade e da feminilidade ao longo da história e da cultura (ocidental) está relacionada com as doenças consideradas "femininas" na contemporaneidade: anorexia, bulimia, fibromialgia, neurastenia, histeria, entre outras. Longe de naturalizar essas patologias, interessa-nos discutir as fronteiras, limites e inconsistências da fibromialgia como uma doença "feminina". Devemos, portanto, nos aprofundar nessa *feminização do adoecimento fibromiálgico*.

4.1 Sou mulher: sou sensível

Acho que a fibromialgia atinge as pessoas com excesso de sensibilidade e, normalmente, os homens são mais "duros". (46 anos, casada, funcionária pública, Rio de Janeiro)

Porque na sociedade na qual convivemos a mulher é mais atingida física e psicologicamente tem mais sensibilidade com relação a algumas situações. (21 anos, solteira, estudante universitária, Mato Grosso do Sul)

Eu acho que a mulher é emocionalmente mais fraca que o homem. Muita tristeza, muita luta. Aí o organismo mais sensível não aguenta. (50 anos, viúva, manicure, Rio de Janeiro)

O primeiro aspecto fundamental que as mulheres ressaltam é a diferença de *sensibilidade* entre homens e mulheres. As mulheres entendem que são mais sensíveis "naturalmente" que os homens e, por isso, estão mais suscetíveis ao adoecimento. Jordanova (1989), em seu texto *Sexual visions: images of gender in science and medicine between the eighteenth and twentieh centuries*, recorre ao exemplo da distinção psicológica entre homens e mulheres. No século XVIII, imaginava-se que em cada indivíduo haveria uma luta interna entre os elementos considerados masculinos (razão, cognição, entendimento) e aqueles percebidos como femininos (paixão, emoção, desejos e afetos). Os homens seriam sérios e pensativos e as mulheres frívolas e emotivas.

Zorzanelli (2009) ressalta que, no século XIX, algumas doenças poderiam ser consideradas sinal de sensibilidade. Doenças como a neurastenia eram consideradas próprias de pessoas sensíveis e até refinadas, pois não se adaptariam à agitação e ao excesso de estímulos da vida moderna. A sobrecarga mental ou física sobre os mais sensíveis tenderia a causar fadiga acentuada e outros sintomas. Ao longo do século XIX, a divisão psicológica entre os sexos tornava-se mais rígida e as mulheres passavam a ser cada vez mais associadas a características sentimentais, como *paixão* e *emoção*.

Porque as mulheres são mais sensíveis e têm mais dificuldade em lidar com as questões emocionais. (33 anos, divorciada, fisioterapeuta, Rio de Janeiro).

A mulher é muito mais sensível que o homem. Eu não conheço nenhum homem com fibromialgia. Só conheço "homem homem". Homem mesmo. Nenhum sensível. (24 anos, solteira, auxiliar de vendas, Rio de Janeiro).

O homem é mais força bruta, a mulher é mais emoção. Assim como eu, várias acumulam função: trabalham fora, trabalham em casa, são mães, são pais, são o homem da casa, são o alicerce dos filhos. Por sua fragilidade, a mulher passa por mais privações, mais problemas do que os homens e, por causa de sua força interior, ela acaba tendo de superar mais coisas e, consequentemente, chega um momento em que o corpo não aguenta e tudo retorna em forma de dor. (45 anos, solteira, atendente de call center, *Rio de Janeiro)*

As mulheres, no imaginário desde o século XIX, eram consideradas mais sujeitas a todo tipo de influências, na medida em que se concebe que são mais frágeis e vulneráveis tanto física quanto moral e intelectualmente. Isso estaria relacionado com uma suposta maior sensibilidade que as caracterizaria. Elas seriam altamente sensíveis, como as crianças, e muito mais passionais que os homens, em razão de algumas marcas peculiares de sua natureza, como maior delicadeza de suas fibras neurais e irritabilidade do sistema nervoso. Parece-nos que essas representações ainda estão presentes ao comentarem seu próprio adoecimento:

Não sei, talvez por a mulher ser a que guarda mais as emoções ruins, deixa passar muita coisa. Quando não aguenta mais, estoura tudo e desencadeiam muitas doenças, principalmente a fibromialgia, que está ligada diretamente à emoção. (45 anos, casada, técnica administrativa, Minas Gerais).

Penso que a forma como os homens lidam com os problemas e emoções faz a diferença, os protegem de muitas coisas. (55 anos, solteira, professora, Minas Gerais)

Eu acho que o homem é mais razão e a mulher é mais emoção. Como a fibromialgia é uma doença ligada à emoção, as mulheres tendem a ficar mais doentes. (63 anos, viúva, professora, Rio de Janeiro)

Conforme o relato dessas mulheres, os homens seriam capazes de proteger melhor suas emoções e sentimentos, enquanto as mulheres tenderiam a conservar mais dentro de si mesmas esses afetos. A dificuldade ou incapacidade de lidar com essas emoções consideradas ruins se manifestaria na forma de somatização.

Nesse modelo construído no século XVIII-XIX, a doçura *natural* das mulheres representaria a base de suas virtudes sociais. Elas precisariam, portanto, respeitar essa natureza para manter a ordem social. Todos os efeitos *inferiores* da sensibilidade, como tristeza, melancolia, passam a ser descritos somente nas mulheres, ou em homens *degenerados* ou *efeminados*. Só os degenerados ou efeminados são sensíveis, melancólicos, sentem dores. Isto é, o *homem de verdade* não sente dor. O verdadeiro homem não pode, portanto, ter fibromialgia.

Como acredito que a doença possa ser psicossomática, e os homens não são muito suscetíveis às coisas sentimentais, creio que conseguem não se envolver tanto e assim descartar esse tipo de doença. (50 anos, casada, psicopedagoga, Pará).

Dessa forma, o sentir dor está intimamente relacionado com fraqueza e diminuição da virilidade em uma sociedade androcêntrica. Bourdieu (2007) relata que a masculinidade, culturalmente, impõe a todo homem o dever de afirmar, em toda e qualquer circunstância, sua virilidade. Esse investimento que torna o homem verdadeiramente homem, a virilidade, é o motor do que ele deve cumprir para estar agindo corretamente consigo mesmo, para permanecer digno, a seus próprios olhos, de uma certa ideia de homem. O homem *verdadeiramente homem* é aquele que se sente obrigado a estar à altura da possibilidade que lhe é oferecida de fazer crescer sua honra, buscando a glória e a distinção na esfera pública. E honra, glória, prestígio, distinção masculina é incompatível com dor.

É muito difícil para o homem aceitar a fibromialgia. É uma questão cultural. É uma questão de educação. Acho inclusive que a fibromialgia no homem é até pior. A mulher chora, se abre e relata as dores. Mas o homem não. Ele guarda tudo. Eles são educados para serem provedores, machos. (61 anos, casada, professora, Rio de Janeiro)

O capital simbólico (prestígio, honra, *status* que diferencia o agente dos demais) masculino não permite a existência da dor corporal como manifestação de sofrimento. A virilidade é um processo construído ao longo da socialização a fim de retirar dos homens tudo aquilo que poderia neles restar de feminino. Homem que é homem não deve ir ao médico por causa de *meras* dores. Boltanski (2004) ressalta que, especialmente nas classes populares, procurar médico com frequência é sinal de fraqueza da masculinidade.

Não sei, talvez eles procurem menos ajuda médica que as mulheres. Eles não procuram ajuda médica quando estão com dores. (28 anos, casada, professora, Rio Grande do Norte)

Pelo medo de ser excluído do mundo dos "homens", aquele sem fraquezas, sem dores, mundo dos *duros*, porque são duros para com o próprio sofrimento e sobretudo para com o sofrimento dos outros, os homens precisam reafirmar a virilidade. O *verdadeiro homem* deve suportar a dor, deve vencer o sofrimento, deve provar que é homem. Certas formas de coragem, as que são exigidas ou reconhecidas pelas forças armadas e polícias, encorajam-nos e os pressionam a negar ou a desafiar o perigo com condutas de exibição de bravura, de ritos de separação dos *fracos*, dos *delicados*, das *mulherzinhas*.

Há um *habitus* da masculinidade que se *comprova* pela virilidade. As disposições, modos de perceber, de sentir, de fazer, de pensar (*habitus*) não estão inscritas na natureza, mas são construídas ao longo de todo um trabalho de socialização. Trata-se da interiorização das estruturas da sociedade. Tais estruturas sociais se inscrevem no corpo sob forma de um conjunto de disposições aparentemente naturais, visíveis na maneira peculiar de ficar de pé, de aprumar o corpo, de erguer a cabeça, de uma atitude, uma postura, às quais correspondem formas de um *ethos*, de uma crença, de uma história. O *habitus* viril dirige os pensamentos e suas práticas masculinas, como uma força, mas sem obrigar automaticamente. Ele guia sua ação tal qual uma necessidade lógica, mas sem se impor a ele como uma regra implacável e imutável de uma espécie de cálculo racional. O *habitus* viril, como lei social incorporada, ajuda-nos a compreender porque não encontramos homens (declaradamente) com fibromialgia em nossa pesquisa, mesmo que a doença biologicamente possa manifestar-se de forma igual em homens e mulheres.

Quando nos perguntamos por que a sensibilidade feminina é percebida como algo natural, ou por que motivo as mulheres se concebem como naturalmente mais sensíveis à dor, somos levados a compreender o que Bourdieu (2007) chama de violência ou dominação simbólica masculina. Bozon (2009) argumenta que, ao longo do século XX, apenas 20% a 30% das mulheres afirmam ser possível ter relações sexuais sem amor. O romantismo feminino, segundo Bozon (2009), ainda persiste para quase 70% das mulheres nas relações sexuais, mesmo diante de toda *revolução feminina* considerada. As próprias mulheres ainda se consideram biologicamente mais condicionadas ao amor, enquanto os homens estariam mais propensos ao sexo sem amor.

Ferree (1984) argumenta que o principal obstáculo à divisão do trabalho doméstico, por exemplo, reside no fato de que as tarefas domésticas são vistas como algo que não cabe a *homens de verdade*. Em inúmeras situações, as mulheres escondem a ajuda doméstica que recebem do marido por medo de diminuí-lo perante outros homens e mulheres.

A violência simbólica procura eternizar a estrutura de dominação masculina, descrevendo-a como invariável e eterna. É um erro, segundo Bourdieu (2007), pensar que a violência simbólica masculina é o oposto do real, que ela não causa efeitos reais. Muito pelo contrário, ela causa efeitos no corpo. *As relações sociais são sistematicamente somatizadas.* A lei social é incorporada. Os efeitos e as condições de sua eficácia estão inscritos nos corpos sob a forma de predisposições (aptidões, inclinações, disposições). Temos de levar em conta a construção social das estruturas cognitivas que organizam os atos de construção do mundo. Assim se percebe que essa construção prática, longe de ser um ato intelectual consciente, livre, deliberação de um sujeito isolado, é resultante de um poder inscrito no corpo dos dominados sob forma de esquemas de percepção e de disposições (*habitus*).

4.2 O imperativo neuro-hormonal

O segundo ponto que as mulheres ressaltam é a diferença biológica (principalmente hormonal) entre homens e mulheres. Ao serem perguntadas "Em sua opinião, por que quase não há homens com fibromialgia?", muitas responderam:

Por motivos fisiológicos. (35 anos, casada, professora, Minas Gerais)

Pode ter algo a ver com hormônios, talvez. (35 anos, solteira, contadora, São Paulo).

Bom, talvez por uma questão de fisiologia humana, talvez pela questão hormonal, pois muitos problemas que afetam as mulheres são por causa dos hormônios. (27 anos, solteira, engenheira, Pará).

Acho que deve ser alguma coisa relacionada com os hormônios, talvez, por serem diferentes de nós mulheres, os hormônios masculinos sejam mais resistentes à fibromialgia. (53 anos, vendedora, casada, Rio de Janeiro).

Os hormônios sexuais foram considerados a fronteira entre a masculinidade e a feminilidade. Wijngaard (1997) procura revelar de que maneira os cientistas biomédicos *reinventaram* os sexos e como atribuíram novos e diferentes significados ao gênero, à masculinidade e à feminilidade em suas investigações sobre os efeitos dos hormônios sexuais. As categorias macho/fêmea, masculino/feminino foram (re)criadas com a ajuda de cientistas, médicos e psicólogos. A autora demonstra em sua obra como sexo e gênero foram *reinventados* num período em que a masculinidade e a feminilidade não eram tão distintas.

Para isso, ela escolhe abordar a produção de conhecimento na neuroendrocrinologia sobre o comportamento masculino e feminino. A pergunta da autora é: "Como os cientistas biomédicos construíram imagens da feminilidade e da masculinidade?". Nossa pergunta é: "Estariam as mulheres fibromiálgicas interiorizando o discurso construído pela Biomedicina ao longo das últimas décadas sobre a naturalização da masculinidade e da feminilidade?".

Wijngaard (1997) situa essa história em 1959, quando os papéis sexuais e a posição da mulher e do homem foram duramente questionados. Pesquisadores em diferentes disciplinas, como Sociologia, Antropologia, Psicologia e Biologia, começaram a levantar questões semelhantes sobre as diferenças sexuais e suas origens. A maioria das mulheres adotava a tese de Simone de Beauvoir (2009), que afirmava que não se nasce mulher, mas se torna mulher, sugerindo que apenas os fatores socioculturais afetariam o desenvolvimento da feminilidade no comportamento. Essa tese foi contraposta pelo conhecimento desenvolvido por pesquisas biomédicas.

Desde 1959, os pesquisadores biomédicos têm descrito como os órgãos sexuais são influenciados pelos hormônios durante a gestação, resultando em um indivíduo com cérebro masculino ou feminino. Essa ideia é central na *Teoria Organizacional*, postulada em 1959. Tanto os animais como os humanos seriam afetados por hormônios durante a gestação, que definiriam o futuro comportamental masculino ou feminino. Efetivamente, seriam os hormônios que produziriam um cérebro masculino ou feminino. Enquanto as feministas localizaram as origens das diferenças sexuais nos comportamentos, nas estruturas sociais e na educação, os cientistas biomédicos baseavam seus argumentos no conhecimento biológico sobre os efeitos hormonais no desenvolvimento cerebral fetal. As diferenças no comportamento masculino ou feminino estariam intimamente ligadas à formação encefálica.

Irvine (1995) ressalta a ênfase da literatura biomédica no cérebro como local do desejo sexual e a fonte de inúmeras manifestações. Avanços na Neuroquímica convergem com a revolução tecnológica dos computadores para produzir uma visão mecânica da sexualidade e do desejo caracterizados por imagens. Nessa representação, o fundamento do desejo e suas possibilidades sexuais possuem mecanismos regulatórios cerebrais.

O desejo sexual é naturalizado e essencializado pela autora, visto que é compreendido como uma direção que serve às funções biológicas de sobrevivência das espécies. Além disso, descobertas científicas na Neuroquímica corroboravam com o desenvolvimento de um modelo essencialista. Não é raro ouvir os especialistas sugerirem que nosso cérebro é programado desde a infância e que o cérebro masculino e feminino são bem diferentes.

Os homens eram considerados biologicamente ativos, inteligentes, interessados na carreira profissional, enquanto as mulheres, sem hormônios masculinos, eram consideradas passivas, preocupadas apenas com futilidades e disponíveis para a maternidade. Podemos perceber nos relatos semelhanças com o que estamos discutindo:

Parece-me que as mulheres são mais vulneráveis por terem aspectos hormonais interferindo e também por pensarem demais. Os homens parecem mais práticos, agem mais, enquanto as mulheres pensam mais, falam mais, sentem mais e fazem menos. Talvez a fibromialgia esteja relacionada com aspectos de gênero mesmo. (29 anos, solteira, monitora infantil, São Paulo)

Penso que seja pela própria constituição física, hormonal etc. Os homens sabem lidar com situações complicadas por agirem mais com a razão que o coração, ao contrário da mulher. (54 anos, solteira, administradora de recursos humanos, Rio de Janeiro).

As funções hormonais masculinas e femininas foram deslocadas para o comportamento. A Biologia seria capaz de explicar tudo. E nos parece que as mulheres culturalmente interiorizaram esse discurso biomédico. Para essas próprias mulheres, a razão constitui o polo masculino e a emoção o polo feminino. Enquanto os homens estariam do lado dominante, da *cultura*, as mulheres estariam do lado dominado, da *natureza*, passiva, sensível, sentimental.

Homens não se deixam envolver muito emocionalmente como as mulheres. (49 anos, divorciada, professora, São Paulo)

Talvez porque os homens não sintam tanto quanto as mulheres, eles conseguem ser mais racionais. (26 anos, solteira, professora, Rio de Janeiro)

No entanto, há mulheres que reconhecem que o maior adoecimento na população feminina pode estar intimamente relacionado à cultura, e não a diferenças fisiológicas. Vejamos o que algumas mulheres dizem e como isso está em consonância com nossa hipótese.

4.3 As demandas diferenciadas de gênero

Os homens não têm tantas preocupações como as mulheres Bombril. Mulher Bombril, sim, pois, muitas como eu, temos de trabalhar fora e dentro de casa, estudar, cuidar de filho e marido, e ainda arrumar um tempinho para nos cuidar. (30 anos, casada, bancária, Rio de Janeiro).

Acredito que há, sim, homens com fibromialgia. A questão é que eles devem se esconder. O homem já carrega o título de machista e ser parado por causa de uma dor deve causar transtorno na vida diária e psicológica dele. O homem foi criado para ser o forte. Tem toda uma questão por trás. Se nós mulheres sofremos o tal preconceito, imagina como seria o tal preconceito para um homem. (26 anos, solteira, estudante universitária, Rio de Janeiro)

Existem homens com fibromialgia, sim, mas esses coitados devem ter vergonha e se recolhem. Passariam por frescos. Eu sou vista como uma pessoa exagerada nesse assunto e cheia de não me toques, imagina eles, então. (35 anos, casada, professora, Minas Gerais).

Pra mim, existem muitos homens por aí com fibromialgia, mas, como são mais difíceis de ir ao médico e expor suas fragilidades, acho que devem estar sem diagnóstico, ou quem sabe se, por conta da dupla jornada que a mulher enfrente, ela se canse mais e acabe adoecendo. (32 anos, casada, professora, Rio de Janeiro)

As mulheres entrevistadas parecem corroborar com nossa hipótese, já que reconhecem que o excesso de atividades, a necessidade de cumprir papéis sociais e a menor solicitação de médicos pode contribuir para que as estatísticas apontem para um grande número de mulheres com fibromialgia, ou seja, reconhecem que a cultura pode influenciar de forma importante o adoecimento, a busca pelo diagnóstico e a escolha das terapêuticas.

As demandas maiores sobre as mulheres em nossa cultura estariam contribuindo para o maior adoecimento no público feminino. Pelo menos no adoecimento que se manifesta na forma de dor corporal, enquanto os homens tendem a sofrer mais de doenças relacionadas ao ritmo de vida e à produtividade: cardiopatias, por exemplo.

Não podemos deixar de mencionar que Boltanski (2004), em seus estudos, encontrou dados corroborando que as mulheres queixam-se muito mais que os homens de perturbações psíquicas, dores e enxaquecas, o que a Biomedicina considera como *doenças vagas/imprecisas*. Da mesma forma, elas tendem a prestar mais atenção nas sensações existentes em seu corpo, não por serem naturalmente inclinadas a isso, mas por terem interiorizado regras sociais que organizam sua forma de lidar com o corpo e de produzir comportamentos e condutas somáticas específicas. Revistas como *Elle* e *Marie Claire*, lidas principalmente por mulheres, oferecem um aprendizado sobre as sensações físicas do próprio corpo. Vários artigos ensinam-lhes a reconhecer suas sensações de doenças e lhes indicam os sintomas de diversas doenças. Boltanski (2004) ainda acrescenta que essas revistas desempenham papel muito importante na produção de normas somáticas, porque as mulheres, no seio familiar, prestam mais atenção no corpo que os homens. Todas relatam com muita atenção os tipos e as intensidades das dores que sentem e conseguem reconhecer um conjunto de sintomas que contribuem para o mal-estar.

Eu acho que a fibromialgia foi causada pelo meu estilo de vida. Eu tinha de trabalhar fora, cuidar da casa, cuidar de filhos. Tinha dia que meu corpo formigava todo. Os braços, as pernas. Muita ansiedade. Demais. Eu fico toda travada quando estou ansiosa. Eu acordava à noite. Tinha pânico, falta de ar. Quando eu volto para casa é uma ansiedade, sabe? Meu corpo fica travado. Dói, dói, dói. Tudo é dolorido. Tudo dói. Se tocar aqui nas minhas pernas, nos meus braços, dói. Eu tenho de tomar o ansiolítico e o Miosan para relaxar. A minha vida me causou fibromialgia. Muito nervosismo, muito estresse. (55 anos, casada, bancária, Rio de Janeiro)

A mulher atual tem muitas sobrecargas. Trabalho, filho, casa etc. Mesmo tendo um marido excelente, as responsabilidades caem sempre sobre você. A criança passa mal em algum lugar, eles ligam para a mãe que tem de largar tudo. A mulher tem muitas responsabilidades, muitas pressões. Não tem como dar conta. As mulheres assumem mais papéis. (33 anos, casada, professora, Rio de Janeiro)

A difícil relação com a família, em especial com os cônjuges, e a grande intensidade e ritmo do trabalho doméstico são também relatados por grande parte das mulheres como condição que causou ou desencadeou a fibromialgia. Tais fatos contribuem para a compreensão de multicausalidade e de diversos determinantes sociais da doença. Por isso, ao longo desta obra procuramos não estabelecer nexos causais entre nossas hipóteses de estudo, mas, sim, compreensões interpretativas. A carga de atividades domésticas é um fator que não podemos negligenciar. São mulheres que durante suas vidas trabalharam muito dentro e fora de casa.

Meu marido está desempregado há anos. Meu marido não tem nem 60 anos, mas aqui no Rio ele é considerado velho. Meu marido tem muita experiência profissional. Veio para o Rio para ser supervisor. Quando ele foi demitido, eu chorava tanto! Ele ficou mais de 2 anos sem trabalho e eu com dois adolescentes em casa. Ninguém trabalha em casa. Imagina viver mais de 2 anos sem ninguém trabalhar em casa. Ele tinha na época 47 anos e eu 43. Eu comecei a andar rua por rua para vender bolo. Eu carregava muito peso. Tinha que lavar todos os dias aqueles tabuleiros. Eu acordava 5 horas da manhã e deitava meia-noite todos os dias. Isso agravou as dores no corpo. Minha casa virou uma panificadora. Era praticamente a única renda. Eu tive de me virar, passar roupa para as pessoas. (56 anos, casada, dona de casa, Rio de Janeiro)

Porque a mulher é muito mais preocupada. A carga dela é muito maior, muito mais pesada. Ela trabalha fora, cuida dos filhos, do marido. É a vida inteira esquentando a cabeça. (57 anos, casada, dona de casa, Rio de Janeiro)

O grande investimento no casamento é outro fator não negligenciável na vida dessas mulheres. Muitas sonhavam com um casamento que fosse fonte de felicidade e alegria e, quando isso não se mostra no plano da realidade, elas tendem a sofrer e adoecer. Há muita sobrecarga psicológica, social, conjugal, familiar, provocando somatização, depressão, dor de cabeça, dores no corpo.

Meu marido contribuiu para meu sofrimento. Ele causou muito sofrimento na minha vida. Ele é revoltado com a vida e desconta em mim. Há 5 anos deixamos de dormir juntos. Meu marido sempre bebeu. Ele bebe todo dia. Me agredia fisicamente. Me maltratava. Agora não porque eu rebato. Ele saía com as secretárias do trabalho e me falava. Ele, do meu lado, olhava as mulheres na rua e as chamava de gostosas. Ele me agredia fisicamente e verbalmente. Mas, depois que eu reagi, ele nunca mais me bateu. Eu achava que ele era o melhor dos homens. (56 anos, casada, dona de casa, Rio de Janeiro)

Acho que o que desencadeou minha fibromialgia foi minha história de vida com muitas pressões e sofrimento conjugal. (50 anos, casada, professora, Rio de Janeiro)

Eu precisava de carinho e amor. E ele só me maltratava. (58 anos, viúva, costureira, Rio de Janeiro)

Eu tinha um marido em casa que aprontava pra caramba. Ele não aceitava as minhas dores. Em 1998, eu fui estuprada na rua. Então, eu não aceitava que meu marido colocasse a mão em mim. Eu criei várias paranoias. Não consegui voltar ao trabalho. Eu fechava a casa toda. Eu não conseguia viver a minha vida. Tinha também uma filha que aprontava pra caramba. Tudo que eu fiz por ela não foi nada. Ela largou os estudos que eu paguei. Eu trabalhava só para pagar dois cursos para ela. Todo meu salário era para isso. (49 anos, viúva, empregada doméstica, Rio de Janeiro)

Eu acho que as mulheres que têm fibromialgia vivem uma vida presa. Elas querem se soltar da família, do marido. Esse tipo de prisão familiar gera muito sofrimento nessas mulheres. (55 anos, casada, bancária, Rio de Janeiro)

Quando eu me estresso, eu fico pior. Com marido, né? O estômago dói muito quando me aborreço. Ele me irrita de um jeito de me tirar do sério. Ele fala coisas que me maltratam. E eu começo a gritar, me descontrolo. E quando vejo estou suando frio, tremendo, passando mal, boca endurecida, corpo endurecido. (52 anos, casada, manicure, Rio de Janeiro)

Podemos perceber que as mulheres com fibromialgia são mulheres agredidas pela vida. A experiência de viver foi constituída pela experiência do sofrimento. Muitas foram violentadas (inclusive fisicamente) ao longo da existência. Estar com fibromialgia é estar dialogando ininterruptamente com o sofrimento.

Cedraschi et al. (2003) ressaltam que, se algumas mulheres contam uma história de instalação progressiva dos sintomas, outras contam a chegada da doença após um evento súbito. O conteúdo desses acontecimentos súbitos pode ser de ordens diversas, sendo frequentes os maus tratos familiares na infância e os abusos sexuais, situações presentes em nosso campo etnográfico.

Eu tive uma vida muito difícil. Eu comia uma vez por semana, tinha que usar a mesma calcinha durante todo o mês porque não tinha outra. Chegamos a beber vinagre para matar a sede, comer comida do lixo. Criei todos os meus irmãos, estudei no colégio interno. Minha mãe sempre me fez muito mal. E ainda fui estuprada aos 15 anos e queriam me obrigar a casar com ele. (58 anos, casada, cozinheira, Rio de Janeiro)

Minha mãe me largou criancinha, né? Só falavam que não prestava para nada. Me falaram tanto isso minha vida inteira que eu mesma acho que não sirvo para nada, mesmo fazendo uma coisa útil. Alguma coisa errada era sempre eu. Eu sempre fui culpada de tudo. "Você não vale o prato que come", sabe? Eu ouço isso desde criança. Você vai acreditando nisso a vida inteira. E eu ainda fui estuprada em 1998. (49 anos, viúva, empregada doméstica, Rio de Janeiro)

5 Novo regime social de trabalho e adoecimento

5.1 A intensificação das atividades dos trabalhadores

A crise estrutural nas décadas de 1970 e 1980 estimulou a implantação de um amplo processo de reestruturação do capital, visando à recuperação do seu ciclo produtivo, que afetou fortemente o mundo do trabalho. Houve um imenso processo de reestruturação da produção e do trabalho. Surgiram novas formas de organização do trabalho que implicaram um *novo ritmo e regime de trabalho*. As formas mais estáveis de emprego, herdadas do fordismo, foram desmontadas e substituídas pelas formas flexibilizadas, terceirizadas, do que resultou um mundo do trabalho desregulamentado, com desemprego maciço, além da implantação de reformas legislativas nas relações entre capital e trabalho. A implantação de novas técnicas produtivas, ao mesmo tempo em que acarretaram ganhos de produtividade, causaram a deterioração das condições de trabalho, a intensificação do ritmo produtivo e o aumento da exploração "do" e "no" trabalho.

Não aguentava mais ser secretária. A vida inteira me pegaram para ser secretária. Falei para a secretária da Acadepol pelo amor de Deus, que eu não queria ser mais secretária. Isso me dá muita depressão, muita canseira. Aí me atacou a fibromialgia. Muita pressão, muita pressão. Três telefones na minha mesa. Os delegados me pediam muita coisa. Tinha muita sobrecarga de serviço e eu ficava muito nervosa. Aqueles delegados todos me pressionavam muito. Cada um me pedia uma coisa. Ele me dava bronca. Queria que eu ligasse para todos os delegados de todos os estados do Brasil. Ele achava que eu era catálogo telefônico. Nessa época eu estava no auge da doença. Sentia muita dor de cabeça, mal-estar. Eu ficava uma pilha de nervos. Ninguém podia perguntar nada que eu explodia. Muito nervosa sempre. Dor no corpo inteiro, não podia nem dormir. Era tão insuportável que pedi minha licença-prêmio para poder descansar. Fiquei 3 meses em casa só deitada na cama. Essa foi a pior época. Eu acho que já tinha fibromialgia, mas nessa época atacou. Eu ficava em casa amuada. Não tinha prazer de fazer nada. Não tinha vontade de ir à missa. Não tinha vontade de fazer comida para minha filha. Só ficava na cama. (62 anos, divorciada, policial civil, Rio de Janeiro)

Teve uma época que tive de sair do Projeto da UERJ para trabalhar. Acordava 5 horas da manhã todo dia. Tinha que cuidar do neném, da casa, do cachorro e ganhava um salário mínimo. E ainda andava do Cachambi até o Méier para pegar o trem para Pavuna. E ainda chegava em casa e tinha que cuidar da minha casa e dos meus filhos. Chegou uma época que eu não aguentava mais. Só sentia fadiga, sono, dor. Mas eu tinha que trabalhar. Mesmo assim teve uma hora que não deu mais. Eu pedi demissão porque precisava me cuidar. (52 anos, casada, manicure, Rio de Janeiro)

Para Sennett (2006), o capitalismo atual corrói os laços sociais, a lealdade e o compromisso mútuo. O capitalismo destrói os laços sociais e os valores duradouros. Ele nos transforma em *ratos consumidores*, introjetando a incerteza e a instabilidade. Os laços sociais e a confiança são afrouxados e os trabalhadores passam a competir de forma irracional. Ao supervalorizar o individualismo, o capitalismo desestimula os laços sociais, não oferecendo aos trabalhadores motivos genuínos para se ligarem uns aos outros. A nova organização socioeconômica afeta a vida emocional e social das pessoas, inclusive levando-as ao adoecimento.

Eu acho que o que causou a fibromialgia foram os abalos e o esgotamento emocional, o estresse e muita pressão no trabalho. Eu era assistente de dentista e, quando foi dado o diagnóstico, as pessoas não entendiam, não conheciam a doença, e eu era bastante cobrada. Tive de ficar de licença médica várias vezes. (51 anos, casada, assistente de dentista, Rio Grande do Sul).

Eu comecei tendo dificuldades para escrever no trabalho e percebi que, quando eu ficava estressada, piorava. Depois, comecei a ter dores pelo corpo. Eu sentia muitas dores nas costas, no pescoço e nos ombros. Comecei a ter problemas no trabalho, problemas de relacionamentos. Comecei a faltar. Faltava tanto que perdi minhas férias. Saiu do meu controle. Não conseguia trabalhar. A carga de trabalho era muito elevada. Trabalhava 11 horas por dia. Eu era forçada a fazer horas extras. Comecei a ficar deprimida. Chegava ao trabalho e sentia vontade de voltar para casa. As pessoas no trabalho te cobram cada vez mais. O trabalho desencadeia mais dores. (40 anos, solteira, veterinária, Rio de Janeiro)

Luz (2008) também faz uma análise densa da relação entre adoecimento, competitividade e produtividade na sociedade capitalista atual. A autora nos mostra como o produtivismo afeta os laços sociais, fragmenta teias afetivas e imobiliza sentimentos coletivos. Barreto e Leher (2008) ressaltam que uma das melhores estratégias utilizada pelo capital foi a expropriação e a exploração do trabalho, em um movimento para dentro de si mesmo, promovendo a *vingança do capital contra o trabalho*, por meio da erosão dos direitos sociais, da fragmentação e da reterritorialização das etapas das cadeias produtivas, situando nas periferias a produção com baixo valor agregado, intensiva em mão de obra, energia e recursos naturais. Com a reprimarização e a montagem de plataformas de exportação de *commodities* nas periferias, o capital portador de juros ganhou novo fôlego. Mão de obra barata aliada à precarização do trabalho tornou-se constante na divisão internacional do trabalho.

O enorme salto tecnológico que então se iniciava constitui-se já numa primeira resposta do capital à confrontação aberta do mundo do trabalho, que aflorava nas lutas sociais e respondia às necessidades da própria concorrência intercapitalista. Nesse contexto, as forças do capital conseguiram reorganizar-se, introduzindo novos problemas e desafios para o mundo do trabalho. A reorganização capitalista modificou os processos e os regimes de trabalho. A tecnologia eletrônica, as telecomunicações e os computadores remodelaram os sistemas de administração de empresas, implementando outras técnicas de gestão. Erigiu-se um contexto que propiciou o advento de uma nova cultura empresarial, marcada pela proliferação de conceitos e práticas como *business school*, *human resource management*, *total quality management*, *employee involvement*, *empowerment*, entre outros. É a era do individualismo, da competição, da produtividade, do novo gerenciamento e das novas técnicas de administração. Esses elementos tornaram-se traços constitutivos dessa fase de reestruturação produtiva do capital.

As empresas estimulam a competição entre os próprios trabalhadores. Quanto mais aumentam a competitividade, mais nefastas são as consequências sociais, como a precarização do trabalho e o desemprego estrutural. O trabalho é crescentemente intensificado e, apesar disso, o seu resultado sempre aparece, segundo a gerência e a diretoria, como estando aquém do esperado. A intensificação do trabalho e a necessidade de estar permanentemente superando metas já realizadas, ou ainda a ideia de que a empresa está sempre no vermelho, são frequentes (Antunes, 1999).

Apesar do significativo avanço tecnológico encontrado que poderia possibilitar redução de jornada de trabalho, ou mesmo do ritmo de trabalho, ocorre exatamente o oposto: o prolongamento da jornada de trabalho e a extensão das atividades para o lar e para os fins de semana. A proposta dos governos e dos empresários era aumentá-la ainda mais, como uma das receitas para a saída da crise. A eficiência da produtividade se manifesta na grande capacidade de trabalho com o menor número possível de empregados.

Os trabalhadores são instigados a discutir seu trabalho e desempenho, com vistas a melhorar a produtividade das empresas, convertendo-se num importante instrumento para o capital apropriar-se do saber fazer intelectual e cognitivo do trabalho, sem respectivos aumentos salariais ou respeito à isonomia salarial da classe profissional. A participação nos lucros é desigual entre trabalhadores. O que se constata é a intensificação e a exploração do trabalho, o aumento do ritmo e a velocidade da cadeia produtiva, além da diminuição da segurança no emprego.

Além disso, a existência de um mercado de trabalho altamente flexibilizado e desregulamentado constitui-se no traço distintivo da reestruturação produtiva do capital sob a condução do projeto neoliberal. Os trabalhadores precisam se calar e aceitar passivamente mudanças diante do temor da demissão. Os níveis de desemprego são elementos intimidadores dos trabalhadores.

Brant e Minayo-Gomes (2008) afirmam que o aumento de controle das atividades profissionais e a ampliação das estruturas de poder ocasionadas pela flexibilização transformaram a vida pessoal e laborativa, exigindo adaptações. A dimensão temporal foi a que afetou com maior intensidade o modo de ser dos trabalhadores. As exigências de rapidez, agilidade e aceleração alteram não apenas os processos de produção, mas, também, o ritmo dos relacionamentos no ambiente de trabalho, gerando agravos à saúde, medo e desmobilização política coletiva. A constatação dos níveis de desgaste, tristeza, afastamentos por causas médicas diminuem as possibilidades de resistência à intensificação do trabalho. Os contratos temporários e os deslocamentos constantes são exemplos de como os trabalhadores transformam-se em nômades e sem laços sociais e afetivos fixos.

O Estado se desobriga nas funções básicas, além de transferir e descentralizar suas obrigações. Na área da Saúde, por exemplo, o que se tem observado são cortes de verbas, desmonte do setor público, desvio de verbas destinadas à saúde para outros gastos etc.

Para Antunes (2006), houve uma ação destrutiva da força humana que produziu contingentes precarizados e à margem do processo produtivo, elevando os níveis de desemprego estrutural. Mesmo com o avanço significativo das tecnologias, houve um prolongamento da jornada de trabalho e maiores exigências dos trabalhadores em nome do *aumento de produtividade*. Desemprego em dimensão estrutural e precarização do trabalho de modo ampliado em escala globalizada tornaram-se traços constitutivos dessa fase da reestruturação produtiva do capital iniciada na década de 1970. Já nos dois anos iniciais do governo Thatcher, os trabalhadores desempregados somavam mais de 2 milhões, e chegaram a 3 milhões em 1986. Seus índices apontavam 5% em 1979, chegando a 12% em 1983.

Quanto mais se desenvolvia a tecnologia concorrencial em uma dada região ou conjunto de países, quanto mais se expandiam os capitais financeiros, maior era a desmontagem e a desestruturação daqueles que estão subordinados ou excluídos desse processo, ou ainda que não conseguiam acompanhá-lo, quer pela ausência de uma economia interna sólida, quer porque não conseguiam acompanhar a intensidade do ritmo tecnológico. Nesses países (excluídos desse movimento de reposição de capitais produtivos e financeiros e do padrão tecnológico necessário), o desemprego aumentava rapidamente, junto à precarização humana do trabalho.

Luz (2005) ressalta essa precarização do trabalho e da qualidade de vida no mundo globalizado. O impacto desse processo sociopolítico e econômico chamado *globalização* tem modificado as relações de trabalho e provocado cada vez mais o adoecimento do trabalhador. A questão social torna-se tão grave que, para muitos, ter saúde é estar empregado. O próprio adoecimento deve, então, ser excluído do cotidiano do trabalhador, pois ele não tem mais esse direito. Caso contrário, ele será rapidamente substituído por mão de obra mais barata e disponível no mercado.

Segundo Alves (2005), as empresas investem na saúde do trabalhador não com o objetivo de diminuir a intensificação do trabalho, mas para que possam extrair o máximo possível da capacidade produtiva por cada trabalhador. A "boa" saúde dos trabalhadores significa um menor índice de absenteísmo, diminuindo o número de licenciados em decorrência de doenças. Não é à toa que prolifera o número de pessoas atingidas pelo estresse, por lesões por esforço repetitivo (LER) e doenças psicossomáticas.

Eu acho que o que causou a fibromialgia foi o estresse. Quando estou mais chateada, mais nervosa, eu sinto dor. Hoje, a maior parte do estresse é por causa do meu trabalho. Começa no trabalho e depois vai para a vida pessoal. Cheguei a ficar 6 meses de licença médica pelo INSS. Minha saúde melhoraria mesmo se eu mudasse de emprego. Seria uma mudança absurda. Às vezes, não posso sair porque tenho de ficar em casa resolvendo vários problemas de trabalho. Você fica num ritmo muito intenso. É muito estresse. Eu resolvi cair de cabeça nesse tratamento, porque já estava num nível muito alto de estresse, de preocupações. (24 anos, solteira, auxiliar de vendas, Rio de Janeiro)

Há uma semana não consigo ir trabalhar, desde que tive problemas sérios na semana passada. Cheguei a ponto de querer pedir demissão, mas voltei atrás. Aquilo é um hospício. (40 anos, solteira, veterinária, Rio de Janeiro)

Eu alfabetizava e corrigia problemas de alfabetização, e é muito estressante, sim, pois os problemas familiares dos alunos nos atingem profundamente. As cobranças e o estresse eram diários e constantes. Meu trabalho contribuiu para a doença, sim. Já tive de ficar de licença médica várias vezes. (49 anos, divorciada, professora, São Paulo)

Atualmente, não faltam especialistas e gestores que comentam sobre os problemas de saúde no trabalho. Desriaux (2008a) afirma que a saúde no trabalho, como tantos outros temas sensíveis e difíceis de discutir, tornou-se uma questão de comunicação. Para muitas empresas, o mais importante é demonstrar que se preocupam com o tema. Essa tática é mais sutil que aquela de negar a existência de qualquer problema. A receita é simples: uma grande quantidade de comunicados, de jornais internos nas empresas, reuniões de gerentes e propagandas levantam a questão dos problemas de saúde. Às vezes, esses meios de comunicação tomam a voz dos próprios profissionais de prevenção. No meio dessas armadilhas de comunicação, os trabalhadores estão frequentemente desamparados.

Dessa forma, a reflexão desenvolvida evolui da constatação da crescente busca de cuidados em saúde em nossa sociedade à percepção que, para uma grande parte da população, o trabalho, transformado em emprego, vem acarretando um esvaziamento de sentidos do próprio ato de trabalhar. O sofrimento gerado pela perda de significados e valores coletivos implicados na cultura e na vida social ligada ao trabalhar (ao ser trabalhador) soma-se à perda de importância e prestígio do próprio trabalho humano na estrutura contemporânea de produção, face à natureza das transformações sócio-históricas em curso que estão contribuindo para a geração de mal-estar e adoecimentos coletivos. A ética no trabalho, o regime social de trabalho e o adoecimento coletivo estão intrinsecamente ligados na conjuntura capitalista mundial.

Harvey (2008) afirma que, mesmo que algumas mulheres tenham tido acesso a posições mais privilegiadas, as condições de trabalho no mercado neoliberal acentuaram a vulnerabilidade feminina. Muitos homens têm sido substituídos por mulheres mal remuneradas.

5.2 O tipo ideal de trabalhador produtivo na sociedade atual

O primeiro momento de nossa estratégia metodológica para analisar o trabalhador produtivo consistiu na leitura e na interpretação das reportagens da revista *VOCÊ S/A*, da edição de setembro de 2008 à edição de dezembro de 2009 (dezesseis publicações), visando compreender a difusão das ideias/representações e dos valores hegemônicos sobre o *trabalho produtivo* ou o *trabalhador produtivo* na sociedade capitalista atual, consoantes com a agenda neoliberal, a fim de relacioná-los com o sofrimento e adoecimento dos trabalhadores,[17] que têm, a nosso ver, relação com o aumento do número de mulheres diagnosticadas com fibromialgia, em face da impossibilidade de responder demandas para esse *trabalhador produtivo*.

É importante ressaltar o discurso neoliberal que produz e difunde ideias, imagens e valores, principalmente por meio da mídia/imprensa. As reformas e as ideias neoliberais não visam apenas acertar balanços e cortar custos – garantindo o *superavit* primário, imprescindível à remuneração dos juros da dívida (interna e externa), ou atingir as metas de inflação. Trata-se de mudar a agenda estrutural do país. Tal mudança não se reduz a ações de empresários e do próprio Estado, mas à produção de uma hegemonia que se difunde por jornais e revistas, como a escolhida por nós nesta pesquisa.

Selecionamos reportagens da revista *VOCÊ S/A* e as submetemos a análise de conteúdo com a finalidade de traçar o *tipo ideal* – no sentido weberiano – do trabalhador na sociedade capitalista neoliberal. Sendo assim, retomaremos em alguns parágrafos a teoria sociológica compreensiva do clássico sociólogo alemão Max Weber (1991), discutindo o que o autor compreende por *tipo ideal*. Em seguida, apresentaremos os resultados da análise das reportagens.

Max Weber (1864-1920) é conhecido, sobretudo, pelas suas duas principais obras, *Ética Protestante e o Espírito do Capitalismo*, escrita inicialmente na

---

[17] Do total de mulheres entrevistadas em nossa pesquisa, 94% exerciam atividade profissional assalariada quando receberam o diagnóstico.

forma de dois artigos (1904 e 1905), e *Economia e Sociedade* (obra póstuma publicada em 1922). A sociologia weberiana preocupa-se com o sentido que o ator social atribui à sua conduta e ao seu comportamento. Trata-se de elaborar um conjunto de interpretações, baseando-se na indução, e não de chegar a um sistema hipotético-dedutivo. O método compreensivo e interpretativo, defendido por Weber, consiste em entender o sentido que as ações de um indivíduo contêm, e não apenas o aspecto exterior dessas mesmas ações. Nessa construção metodológica, Weber propôs o conceito de *tipo ideal*, isto é, uma construção conceitual lógica *a posteriori* elaborada, valendo-se da operação indutiva.

Podemos destacar, com essa constatação, alguns pontos principais. O primeiro deles: Weber (1991) concebe a realidade social como infinita, portanto incompreensível ou inexplicável em sua totalidade. Nenhuma forma simbólica de construção e ordenação do real (ciência, religião, arte, filosofia, mito e senso comum) é capaz de dar conta em sua totalidade do que se chama *realidade*. Weber rejeita, assim, a possibilidade sociológica de conhecer por completo *a causa* de um fenômeno social, porque as causas são infinitas. Todo conhecimento sociocultural é um ponto de vista parcial. Trata-se de um recorte interpretativo do real. Nesse sentido, este estudo não tem nenhuma pretensão de descobrir ou apontar a causa da fibromialgia, tampouco de generalizar seus resultados para todos os pacientes com fibromialgia. Nossa intenção foi realizar um estudo analítico rigoroso sobre nosso objeto de pesquisa, reconhecendo as limitações de todo o estudo.

Poderíamos nos perguntar como o pesquisador social elabora o recorte teórico-conceitual adequado para realizar a interpretação sociológica. Para Weber (1991), o pesquisador escolhe aquilo que lhe interessa, no âmbito da cultura, isto é, aquilo que possui significado e sentido para a realidade sócio-histórica na qual se encontra. Os fenômenos sociais aos quais conferimos uma significação cultural são aqueles que merecem ser analisados, compreendidos e conhecidos.

A fibromialgia pode ser estudada por diversas disciplinas, como a Epidemiologia, a Psicologia, a Filosofia, a História, entre tantas outras. Nossa escolha pelas Ciências Sociais vem ao encontro das hipóteses, instrumentos metodológicos e categorias conceituais utilizadas para dar conta do objeto de pesquisa.

Passamos, assim, ao segundo ponto importante na teoria weberiana: o interesse do pesquisador influencia a escolha do objeto e o método de estudo. A tentativa de um conhecimento sociológico livre de pressupostos ou totalmente imparcial permitirá, no máximo, criar um caos de proposições confusas e até contraditórias. O interesse do pesquisador e o significado cultural do objeto de pesquisa influenciam sua escolha pelo próprio cientista social:

> Por sua vez, o caráter de fenômeno socioeconômico de um evento não é algo que lhe seja "objetivamente" inerente. Pelo contrário, ele está condicionado pela orientação do nosso interesse de conhecimento, e essa orientação define-se conforme o significado cultural que atribuímos ao evento em questão em cada caso particular. Sempre que um evento da vida cultural vincula-se direta ou indiretamente àquele fato básico, através daqueles elementos da sua especificidade nos quais repousa para nós o seu significado próprio, ele contém, ou pelo menos pode conter, conforme o caso, um problema de ciência social. (Weber, 1991, p. 79)

Se o interesse do pesquisador influencia a escolha do objeto e do método de estudo, podemos afirmar que não existe ciência sociocultural que seja 100% objetiva, neutra. Para Weber (1991), não é possível chegar a um conhecimento objetivo, desligado dos valores do pesquisador e sua própria realidade social. Sem ideias de valor do cientista social, não existiria qualquer princípio de seleção, nem conhecimento sensato e lógico do real, assim como sem a crença do pesquisador na significação de um conteúdo cultural qualquer não haveria ciência da cultura ou da história. A premissa de toda ciência social, na sociologia weberiana, é a capacidade humana de assumir uma posição consciente ante o mundo e de lhe conferir um sentido. Qualquer que seja este sentido, ele constitui a base do interesse científico do cientista social. Daí a tarefa do sociólogo, segundo Weber (1991), ser a de iluminar a significação de determinados elementos culturais. Cabe ao cientista social tornar inteligível a significação cultural.

O terceiro ponto que merece destaque é a recusa explícita de Weber de aceitar a causalidade econômica dogmática como explicação dos fenômenos sociais. Weber (1991) afirma diversas vezes que todo fenômeno social e histórico possui uma influência econômica, mas não se reduz à economia. Weber se posiciona claramente contra a concepção materialista da história (de Marx), que procura explicações causais e estruturais para a realidade sócio-histórica. Embora o ponto de vista econômico seja importante, revela-se parcial. Chega mesmo a afirmar que nem a economia pode se valer de causalidades estritamente econômicas. Ou poderíamos explicar economicamente as obras de artes em distintos momentos históricos? Poderíamos explicar a *Madonna* da Capela Sistina somente valendo-se de bases socioeconômicas?

Weber não critica apenas a causalidade econômica dos fenômenos sociais, mas rejeita, da mesma maneira, os conceitos de *leis* ou *estruturas* que explicariam a realidade sócio-histórica. Weber rejeita sistemas de proposições das quais seria possível deduzir a realidade, pois o significado cultural não pode ser deduzido de leis ou causalidades, já que possui um valor. E é exatamente este que influencia na escolha do objeto de estudo e na análise dos dados da realidade, enquanto fenômeno empírico. O significado e o sentido do fenômeno sociocultural não podem ser deduzidos de qualquer sistema de conceitos de leis, por mais perfeito que seja. Da mesma forma, não pode ser justificado nem explicado por ele, dado que pressupõe a relação dos fenômenos culturais com ideias de valor. O conceito de cultura é um conceito de valor, axiológico por excelência. A realidade empírica só é cultura para nós porque e na medida em que a relacionamos a ideias de valor. Leis e estruturas sociais não dão conta da compreensão dos múltiplos acontecimentos sociais, pois não levam em consideração a motivação, os desejos e os valores dos agentes sociais em suas condutas e comportamentos. Weber (1991) afirma que a explicação da realidade mediante leis, conhecidas por repetições regulares e conexões causais, são limitações no campo sociológico.

Mas se não podemos explicar a realidade social tendo como bases leis e estruturas, como poderíamos, de fato, analisar os sentidos e os significados que mulheres com fibromialgia atribuem às práticas corporais de saúde que realizam semanalmente? Como poderíamos entender a relação que existe entre o regime produtivo de trabalho e o adoecimento e o sofrimento que se manifesta corporalmente na forma de dor?

É nesse quadro interpretativo que a sociologia compreensiva de Weber se faz presente. As Ciências Sociais, na perspectiva de Weber (1991), devem compreender a realidade social, mas não se trata de uma compreensão como fazem as Ciências da Natureza. É preciso compreender o significado cultural da atividade humana. Entretanto, a defesa da *compreensão* e da *interpretação*, e não da explicação causal, não deverá servir de motivo para críticas à objetividade do conhecimento sociológico. A objetividade do conhecimento no campo das Ciências Sociais depende do fato de o dado empírico estar constantemente orientado por ideias de valor, que são as únicas a conferir-lhe valor de conhecimento. O conhecimento só pode ser apreendido de forma objetiva porque antes significou algo em nossa cultura. São as condutas humanas, dotadas de sentido, isto é, de uma justificativa subjetivamente elaborada, que interessam à sociologia compreensiva. É o agente social que dá sentido à sua ação: estabelece a conexão entre o motivo da ação, a ação propriamente dita e seus efeitos. É o paciente com fibromialgia que relata seu sofrimento, suas dores, suas experiências, nos fornecendo elementos para interpretações sociológicas.

Por fim, interessa-nos compreender como se constrói um *tipo ideal*. Obtém-se um tipo ideal mediante a acentuação unilateral de um ou vários pontos de vista, mediante o encadeamento de grande quantidade de fenômenos isoladamente dados, difusos e discretos, que podem dar-se em maior ou menor número, ou mesmo faltar por completo, e que se ordenam segundo os pontos de vista acentuados, a fim de formar um quadro homogêneo do pensamento. Torna-se impossível encontrar empiricamente na realidade esse quadro, na sua pureza conceitual, ou seja, o tipo ideal não existe na realidade empírica, é apenas uma construção conceitual que nos auxilia na compreensão da conduta humana no âmbito das suas relações sociais. Nenhuma mulher com fibromialgia, participante dessa pesquisa, corresponde, em sua totalidade, ao tipo ideal construído.

Segundo Weber (1991), as ideias que dominam os homens de uma época, isto é, as que neles atuam de forma difusa, só podem ser compreendidas com rigor conceitual sob a forma de um tipo ideal, pois empiricamente elas habitam as mentes de uma quantidade indeterminada e mutável de indivíduos.

Tipo ideal é, portanto, um conjunto de conceitos abstratos de relações que concebemos como relações estáveis no fluxo do devir, como indivíduos históricos nos quais se processam desenvolvimentos. Mas há sempre o perigo de confundir o tipo ideal com a realidade. Ele não é a tradução da realidade. Nenhum conceito é capaz de dar conta da realidade, porque o real varia conforme a cultura. As Ciências Sociais, segundo Weber (1991), devem trabalhar sempre com tipos ideais, porque seus fins nunca são alcançados. Os problemas socioculturais e históricos sempre se renovam. Eles nunca se esgotam.

Estabelecemos, de acordo com o referencial weberiano, alguns núcleos de sentidos que nos ajudam a compreender os conteúdos das revistas por nós selecionados:

- Gestão da carreira
- Meritocracia
- Mudanças
- Resultado e produtividade
- Pressão e estresse
- Ausência de garantias

Esses seis núcleos de sentidos nos permitem compreender o tipo ideal (imagem, figura e representação) do profissional exigido pelo mercado de trabalho pós-década de 1970. Essas características amalgamadas formam a imagem do profissional competente desejado no mundo neoliberal e globalizado. São termos-chaves utilizados para conduzir a pesquisa documental. Cellard (2008) afirma que só podemos realizar uma interpretação coerente com induções e deduções adequadas em uma pesquisa documental se o procedimento for guiado por categorias-chaves. Na visão de Foucault (1987), a pesquisa documental não tem por objetivo determinar se o conteúdo é verdadeiro ou falso, mas, sim, organizá-lo, recortá-lo, distribuí-lo, ordená-lo, distinguindo o que é pertinente do que não é, definindo unidades e relações.

Nossa hipótese é que muitas mulheres não conseguem se "encaixar" nesse tipo ideal de trabalhador e diante disso aumentam o sofrimento e o adoecimento coletivo em razão do regime social de trabalho atual. Por isso, a pesquisa documental foi importante no conjunto de procedimentos metodológicos adotados.

5.2.1 Gestão da carreira

O profissional competente é aquele que assume a gestão individual da sua própria carreira. A ideia de gestão individual é consoante com o liberalismo econômico. Cada um pelo seu próprio esforço e talento deve prevalecer diante dos demais.

> A gestão individual da carreira, mais do que uma opção, tornou-se uma necessidade. (VOCÊ S/A, 2008a, p. 47)

> As demandas do mercado mudam rapidamente e, por isso, os profissionais perceberam que precisam assumir a responsabilidade do próprio desenvolvimento para não ficar obsoletos. (VOCÊ S/A, 2008a, p. 48-49)

O trabalhador tem de negociar sempre com a empresa. Do salário às condições de trabalho, tudo depende dos resultados que ele pode garantir para a empresa. Cabe a ele gerir sua carreira.

> Escolher o trabalho ideal depende também do que o outro lado, a empresa, é capaz de oferecer. E do que você pode dar a ela em troca em termos de resultados, conhecimento e dedicação. É, enfim, uma negociação. (VOCÊ S/A, 2009a, p. 34)

> Seja responsável pelo seu sucesso. É preciso gerenciar a própria carreira. (VOCÊ S/A, 2009i, p. 61)

Embora o trabalhador seja o responsável pela sua carreira, percebe-se que isso é mais valorizado nos momentos de erros que de acertos. A vitória é sempre da empresa ou da equipe, mas o trabalhador deve assumir seus fracassos e limitações o mais rápido possível para não prejudicar a produtividade coletiva.

> Assuma seu fracasso o quanto antes. (VOCÊ S/A. 2009a, p. 53)

A empresa é considerada uma pessoa (legalmente: pessoa jurídica), não como um conjunto de indivíduos, mas como uma pessoa acima das partes humanas.

5.2.2 Meritocracia

Junto à gestão individual da carreira está a meritocracia. A valorização da meritocracia vem ao encontro do individualismo político e econômico moderno. Maffesoli (1998), em seu texto *Société ou communauté: tribalisme et sentiment d'appartenance*, trata de quatro características centrais da modernidade: a concepção de tempo finalizado e voltado para o futuro, para a racionalidade, para o domínio de si e do mundo e para o individualismo. Interessa-nos neste momento tratar do individualismo moderno. Para o autor, o individualismo aparece como a expressão teórica da modernidade. Ele se inscreve no contexto geral desse período. Isso nos indica que o individualismo é um fenômeno contingente, nem sempre existiu. Ele não é uma necessidade. Surgiu em determinado contexto histórico.

Maffesoli (1998) cita o cartesianismo, a Reforma Protestante e o Iluminismo como os principais fundamentos da individualidade moderna. Quando Descartes afirma "*cogito ergo sum.*" ("Penso, logo existo."), ele indica, em relação ao pensamento coletivo da Idade Média, que só há pensamento individual. A Reforma Protestante introduziu, também, alguma coisa da ordem do individualismo, pois com ela a relação com a essência divina deixa de ser uma questão coletiva, mas individual. Lutero e Calvino (Anzenbacher, 2009; Bobineau e Tank-Storper, 2007; Feuerbach, 2007; Sironneau, 1982; Tarot, 2008) introduziram a noção de livre-arbítrio, a expressão máxima de uma relação individual que um *eu* estabelecerá com Deus. Jean-Jacques Rousseau (2011) encontra-se na mesma tendência, pois é valendo-se de um indivíduo racional que se pode pensar o contrato social, e isso aparecerá na Revolução Francesa e no código napoleônico. Cartesianismo, Reforma Protestante e Iluminismo produziram o indivíduo autônomo. Retomemos a etimologia da palavra *autônomos*: eu sou minha própria lei. Está aqui o centro da modernidade, nessa concepção de indivíduo que dá sua lei a si mesmo e que em seguida pode se associar a outros indivíduos para fazer a história, a cultura, o contrato social.

Guigou (1997), em seu texto *Le plaisir capitalisé*, também procura ressaltar a construção moderna do indivíduo livre, autônomo e burguês. Nas sociedades tradicionais, o prazer do indivíduo não existia de forma independente, autônoma. A experiência de prazer estava sempre ligada aos modos de ser e de fazer da comunidade a que o indivíduo pertencia. Imediatamente vivenciado nas suas relações com a natureza exterior ou mediado pelas instituições da vida coletiva, o acesso ao prazer do indivíduo era determinado pelas representações simbólicas, míticas e religiosas. Não havia representação de indivíduo isolado, independente, autônomo. No entanto, as revoluções burguesas procuraram ressaltar e produzir essa figura autônoma e individualizada do indivíduo soberano. Soberano na sua livre-iniciativa para obter lucros, mas, também, soberano em outras áreas da sua vida pública e privada. É esse indivíduo soberano e livre que será transformado ao longo dos séculos em "recursos humanos", que pode ser útil para a economia. Aliadas à meritocracia estão a agressividade e a competição. É preciso sempre superar os adversários no mercado de trabalho e preparar-se para vencer todas as competições.

> O modelo de gestão baseado em meritocracia valoriza quem mostra serviço rapidamente e de forma agressiva. (VOCÊ S/A, 2008a, p. 41)

> A realização está na superação de obstáculos e dos adversários. (VOCÊ S/A, 2008a, p. 36)

> Sucesso para esse tipo de profissional significa transpor obstáculos ou superar adversários fortes. (VOCÊ S/A, 2009a, p. 36)

> Competitividade e guerra para crescer. (VOCÊ S/A, 2009g, p. 43)

> Competência é a capacidade de entregar resultados desejados com a menor utilização de recursos, incluindo, entre esses, o tempo. Possuir competência é a condição para competir. (VOCÊ S/A, 2009i, p. 114)

> Em períodos de instabilidade econômica e corte de funcionários, a competição aumenta no ambiente de trabalho. Para manter o emprego, as pessoas tentam provar que são essenciais e insubstituíveis. (VOCÊ S/A, 2009c, p. 62)

Segundo Harvey (2008), o capital acentua o novo, o fugidio, o efêmero, o fugaz e o contingente da vida moderna, em vez dos valores mais sólidos implantados na vigência do fordismo. À medida que a ação coletiva se tornou, em consequência disso, mais difícil, o individualismo exacerbado se encaixou no quadro geral como condição necessária da transição do fordismo para a acumulação flexível, chamada também de modelo pós-fordista de produção, caracterizado por novas formas administrativas, financeiras, logísticas de organização das empresas face à economia de mercado e às novas demandas do capitalismo.

5.2.3 Mudanças

Segundo Harvey (2008), o capitalismo está se tornando cada vez mais organizado por meio da dispersão, da mobilidade geográfica e das respostas flexíveis nos mercados de trabalho, nos processos de trabalho e nos mercados de consumo. Tudo acompanhado por pesadas doses de inovação tecnológica.

> A disponibilidade para mudar de cidade, estado ou país tornou-se uma condição importante. (VOCÊ S/A, 2008a p. 47)

> Ser nômade virou competência. (VOCÊ S/A, 2009k, p. 64)

> Isso requer, principalmente, flexibilidade cultural, ou seja, manter-se aberto ao novo, buscando entender distintos pontos de vista em um ambiente mutante [...]. (VOCÊ S/A, 2008a, p. 139)

> Ter mobilidade é fundamental para um profissional. Poder mudar de cidade quando for preciso. Mudar de cidade é sair da zona de conforto e aceitar desafios.(VOCÊ S/A, 2008a, p. 100)

> Mudar tornou-se uma norma para a sobrevivência. (VOCÊ S/A, 2008b, p. 54)

O capitalismo atual exige disponibilidade integral do trabalhador para mudanças geográficas e culturais, contribuindo, assim, para a ausência de laços sociais fixos. Para Sennett (2006), mais que isso, o capitalismo atual corrói os laços sociais, a confiança, a lealdade e o compromisso mútuo. A nova organização do espaço e do tempo afeta a vida emocional e social das pessoas e não é sem razão que isso vem trazendo adoecimento.

5.2.4 Foco no resultado e produtividade

Produtividade é "o volume e a velocidade do trabalho" (VOCÊ S/A, 2009g, p. 59). O profissional competente é aquele que possui sempre foco nos resultados e na preocupação constante com a produtividade da empresa. Muitas vezes sua saúde e seus desejos são deixados de lado em razão desses fins. A vitória do profissional é medida pelos resultados obtidos para a empresa.

> Você precisa construir uma história e mostrar os resultados gerados no período. (VOCÊ S/A, 2008d, p. 54)

> Hoje em dia, com esse negócio do rápido, rápido, rápido, que é o oposto do profundo, profundo, profundo. [...] Existe uma valorização de quem é rápido. (VOCÊ S/A, 2009b, p. 47)

> O processo de trabalho precisa ser mais eficaz e o resultado precisa aparecer mais rapidamente. (VOCÊ S/A, 2009d, p. 7)

> Está na hora de entregar resultados para fazer seu trabalho aparecer. Isso exige uma dose extra de dedicação. (VOCÊ S/A, 2009d, p. 42)

> Apresente resultados. Não é hora de dar explicações ou justificativas. É hora de fazer acontecer, com o esforço que for necessário e quase sempre com dedicação extra. [...] Ao obter resultados, você nada faz além da obrigação [...]. (VOCÊ S/A, 2009d, p. 98)

> O segredo é manter a calma e a produtividade em alta. (VOCÊ S/A, 2009g, p. 54)

O aumento da produtividade do trabalho é um dos meios privilegiados de exploração do trabalhador, ou nos termos marxistas, de extração de mais-valia. O aumento da produtividade no regime social de trabalho e no seu respectivo modo de produção é possível em razão da intensificação do trabalho, do aumento da jornada de trabalho, das melhorias das tecnologias empregadas e da redução dos custos. O trabalhador, a todo momento, é estimulado (ou intimado) a aliar a pressão no trabalho com ser produtivo.

> Você consegue suportar a pressão no trabalho e ser produtivo? (VOCÊ S/A, 2009c, p. 10)

> Como administrar as suas falhas e tirar proveito delas para manter a produtividade em alta? (VOCÊ S/A, 2009c, p. 55)

Algumas vezes, os chefes são estimulados a usar a tensão, a coerção e o medo para que seus subordinados consigam manter a produtividade elevada. A produtividade torna-se mais importante que a saúde do trabalhador. As metas e os objetivos da empresa estão sempre em primeiro plano.

> O líder pressionado faz uso da tensão para aumentar a produtividade de seus subordinados. (VOCÊ S/A, 2009c, p. 64)

> Quem não tenta resistir à transição e faz o melhor que pode para que o objetivo da empresa seja alcançado têm mais chances de conseguir espaço. (VOCÊ S/A, 2008d, p. 43)

5.2.5 Trabalhar sob pressão e estresse

O trabalho sempre foi criticado por ser o oposto de lazer – sua etimologia *tripalium*: instrumento de tortura, representando a escravidão, ou pelo menos, a servidão. Todavia, atualmente, as ambivalências das representações sobre o trabalho e o trabalhador ideal nunca foram tão fortes. O trabalho nunca foi tão causador de estresse, de distúrbios musculoesqueléticos, de sofrimento, de altas pressões e cobranças, depressão, desânimo, sentimentos de injustiça, não reconhecimento do mérito pessoal, exploração.

Hoje, as formas de gestão – com base no desempenho e na produtividade máxima – têm intensificado o trabalho ao exigir dos empregados, e em todos os níveis de habilidade, uma maior participação. A gestão moderna faz uso de novas formas de motivação, buscando mais que nunca o compromisso psicológico dos trabalhadores. Estes são convocados a estar sempre trabalhando, seja na empresa ou nos *home offices*. Está ocorrendo uma flexibilização na estrutura piramidal das empresas e cada vez mais ganhando espaço a organização em rede, situação em que cada um vigia e é vigiado pelos outros. Essa nova organização, no entanto, parece mais pesada de suportar. O que as empresas querem do profissional?

> Capacidade de trabalhar sob pressão e demonstrar equilíbrio emocional em momentos decisivos. (VOCÊ S/A, 2008a, p. 52)

> Damos desafios além do que as pessoas acham que são capazes de assumir. Jogamos os funcionários no fogo cada vez mais cedo e isso acelera a capacidade de gerenciar projetos. (VOCÊ S/A, 2008a, p. 42)

Certamente, essa nova organização não produz apenas efeitos negativos, especialmente para os trabalhadores mais qualificados. Os novos executivos dizem que a nova organização do trabalho valoriza a criatividade, a autonomia, a assunção de responsabilidades e permite que eles possam desenvolver suas competências culturais e sociais, desenvolver capacidades específicas para construir uma carreira. Muitos dizem que vivem sua ocupação como uma "paixão", uma "aventura", uma "vocação".

Para os trabalhadores e os empregados (que são em maior número sempre), a intensificação do trabalho é traduzida por um aumento da pressão no trabalho sem compensações salariais ou sentimentos de valorização. Estão sempre ameaçados pela perda do emprego. A insegurança generalizada e a intensificação do trabalho criam condições que estão longe de promover maior felicidade no trabalho. Não é surpreendente que os trabalhadores estejam vivendo a desfiliação, isto é, a perda da solidariedade que lhes permitia estar integrados num coletivo.

Hoje, embora o trabalho em equipe tenha se desenvolvido e a interação com os colegas e clientes seja mais estimulada, os trabalhadores são cada vez mais indivíduos isolados que são forçados a defender o seu lugar num mercado de trabalho cruel centrado na alta produtividade. O trabalhador da economia neoliberal é um guerreiro que vive sob o domínio do medo. É preciso sacrificar-se, aumentando o ritmo e o empenho na execução das tarefas para atingir os resultados demandados pela empresa.

> Pé no acelerador: aumente o empenho com que realiza suas tarefas. A pressão por resultados é uma realidade no mundo [...]. Para atingir o mesmo resultado às vezes é preciso de uma dose extra de sacrifício. (VOCÊ S/A, 2009b, p. 38)

Da mesma maneira, o trabalhador deve eliminar a emoção e os sentimentos em benefício da produtividade no trabalho.

> Um pouco menos de emoção: em momentos de incerteza, as pessoas estão mais vulneráveis a expor seus sentimentos. Isso traz impactos à racionalidade e, consequentemente, piora a capacidade de decisão. Identifique e separe razão de emoção. Dosar os sentimentos é fundamental para manter-se engajado e produtivo. (VOCÊ S/A, 2009b, p. 38)

As empresas procuram montar a imagem de um trabalhador zeloso, motivado, entusiasmado, vencedor, que sente orgulho do seu emprego, mas a discriminação, o assédio e os comportamentos inadequados, além da sobrecarga de trabalho são ocultados.

> A pressão por resultados está estressando mais pessoas e as levando ao médico. (VOCÊ S/A, 2009h, p. 18)

> Na carreira, o excesso de trabalho, fruto da falta de organização, implica problemas na coluna, pressão alta e gastrite. (VOCÊ S/A, 2009h, p. 51)

> Alguns sinais desse ciclo são: aumento do nível de estresse, falta de equilíbrio entre trabalho e vida pessoal, sensação de tristeza ao ir para o trabalho. (VOCÊ S/A, 2009h, p. 38)

> Aguente o tranco: a sobrecarga no trabalho é uma das principais reclamações de profissionais e uma fonte permanente de conflitos no trabalho. [...] A coisa tende a piorar. (VOCÊ S/A, 2009b, p. 37)

Gollac e Volkoff (2007) afirmam que há uma degradação manifesta da saúde em decorrência da organização de trabalho. Queda de ações, terceirização, novas relações com clientes: tudo é motivo para aumento da pressão de trabalho. Se alguns conseguem obter bons frutos, a maioria sofre deteriorações na saúde. Tendinites, dores nas costas, lesões por esforço repetitivo se multiplicaram desde a década de 1990. Esses distúrbios são fruto da combinação de repetições, maior pressão por resultados e exigência de mais atenção. As mudanças experimentadas pelos sistemas de produção e as novas restrições que estas mudanças trazem sobre a atividade de trabalho contribuem para o aumento dos males.

O excesso de trabalho é frequentemente estimulado se o trabalhador não prejudicar a produtividade e os resultados. O que já foi exclusividade masculina, expandiu-se para o gênero feminino.

> A gestora X administra 90 bilhões de reais e comanda uma equipe de 140 pessoas. Ela diz: "No início da carreira, em reuniões com homens, eu

achava que ninguém me escutava. Eu tinha de falar alto. [...] Perdi noites de sono porque queria transmitir um voto de confiança para a equipe". (VOCÊ S/A, 2009d, p. 82)

A gestora Y administra 4 bilhões de reais e comanda 37 homens. Ela acorda 5h30 e passa doze horas no trabalho. A dedicação ao trabalho faz que ela não durma sossegada. Ela diz: "Acordo no meio da noite para ver os mercados asiáticos, que já estão operando". (VOCÊ S/A, 2009d, p. 84).

5.2.6 Ausência de garantia do emprego

No trabalho contemporâneo, eficácia, *performance*, padronização, qualidade da relação, cooperação e autonomia dos trabalhadores se tornaram objetivos prioritários, muitas vezes contraditórios. O debate sobre a evolução do trabalho é atualmente dominado pela questão da precariedade crescente do emprego, do aumento de um capitalismo de flexibilidade que provêm da perda das proteções que o capitalismo industrial do pós-guerra havia oferecido a grande parte dos trabalhadores. No entanto, a ansiedade que se lê nas pesquisas sobre o trabalho não diz respeito somente às formas jurídicas de emprego. Ela diz respeito, também, ao próprio trabalho, seu conteúdo, seu contexto organizacional e relacional. Atrás da questão "O que se tornou o emprego?" se esconde a questão *"O que se tornou o trabalho?"*. Essa questão assombra cada vez mais um mundo onde as tarefas estão mais turvas, onde as convenções coletivas são mais transitórias e onde as pessoas sentem isso (Veltz, 2009).

> As organizações não têm mais condições de garantir emprego em troca de fidelidade e estabilidade. (VOCÊ S/A, 2008a, p. 92)

> Expostas ao mercado internacional e a uma competição mais acirrada, as companhias não podem mais dar a segurança no emprego e garantir crescimento por tempo de casa. (VOCÊ S/A, 2008a, p. 47)

Os trabalhadores são cada vez mais estimulados a desistir da ideia de estabilidade. Esta se tornou sinônimo de preguiça. A segurança no trabalho e a estabilidade estão desaparecendo e o trabalhador competente é aquele que é produtivo.

> Estabilidade, na verdade, não existe. (VOCÊ S/A, 2008d, p. 44)

> A melhor forma de se preparar para as mudanças é mudar sempre. (VOCÊ S/A, 2008d, p. 46)

> Ter segurança e previsibilidade no trabalho está cada vez mais difícil. (VOCÊ S/A, 2009a, p. 39)

Os resultados valem mais que a empregabilidade. Se tiver de haver demissão em massa para garantir a produtividade e os lucros, haverá.

> Em tempo de demissão, fica no emprego quem realmente traz resultados. (VOCÊ S/A, 2009b, p. 34).

Não há mais referenciais sólidos, nem estímulos à estabilidade. O mercado agora é o referencial. O trabalhador é estimulado a "vestir a camisa da empresa", mas não se apegar excessivamente.

> Líderes precisam se adaptar à realidade do mercado em que atuam sem se prender a modelos. (VOCÊ S/A, 2008d, p. 48).

> O mercado está em constante alteração. [...] Não se deve resistir às variações do cenário. (VOCÊ S/A, 2008d, p. 53).

Diante da forte volatilidade do mercado, do aumento da competição e do estreitamento das margens de lucro, os patrões tiraram proveito do enfraquecimento do poder sindical e da grande quantidade de mão de obra excedente (desempregados ou subempregados) para impor regimes e contratos de trabalho mais flexíveis.[18] Há, também, o crescente uso do trabalho em tempo parcial, temporário ou subcontratado. A atual tendência dos mercados de trabalho é reduzir o número de trabalhadores e empregar cada vez mais uma força de trabalho que entra facilmente e é demitida sem custos quando as coisas ficam ruins. Na Inglaterra, os trabalhadores flexíveis aumentaram em 16%, alcançando 8,1 milhões entre 1981 e 1985; enquanto os empregos permanentes caíram 6%, ficando em 15,6 milhões. Mais ou menos no mesmo período, cerca de 10 milhões de novos empregos criados nos EUA estavam na categoria *temporário* (Harvey, 2008).

5.3 Ordem social do trabalho, sofrimento e dor

A palavra trabalho é originária do vocábulo latino *tripaliare* e do substantivo *tripalium*, aparelho de tortura para amarrar os condenados ou os animais difíceis de ferrar. Daí sua associação com tortura, sofrimento, labuta. Na antiguidade grega, o trabalho era tarefa dos escravos ou da plebe, assim como todas as atividades manuais ligadas à agricultura, à pecuária e a outras que eram desvalorizadas. Na economia política moderna, o trabalho era considerado a fonte de riquezas e o fundamento do direito à propriedade privada. Após a Reforma Protestante, uma vida consagrada ao trabalho, à produção de riquezas e ao reinvestimento na máquina produtiva tornou-se um meio de viver a fé. A ascese (intramundana) por meio do trabalho vincula-se a um *ethos* que impulsiona o capital.

Nesse sentido, a categoria trabalho é tão histórica quanto o homem. Karl Marx (2004a) afirma que, pelo trabalho, o homem transforma a natureza e a si próprio, numa relação dialética entre teoria e prática, gerando um processo

---

[18] Müller e Pereira (2010) apresentam os resultados de um estudo de caso realizado com trabalhadores das Lojas Renner, discutindo o ambiente hostil e de exploração em virtude da flexibilização e da terceirização. Os trabalhadores recebiam R$ 1,91 (um real e noventa e um centavos) por hora de trabalho, além de ter de assinar um termo de compensação de jornada conhecido como "banco de horas". Em alguns casos, o trabalhador trabalhava 18 horas seguidas com intervalo de apenas uma hora de almoço e 15 minutos de lanche.

histórico. Os seres humanos não nascem sujeitos, tornam-se pelo processo social do trabalho. A mediação entre o homem (ser da natureza) e o sujeito (ser da cultura) se faz pelo trabalho. Aqui, o trabalho coloca-se como categoria central na vida humana: a mediação essencial para a *humanidade do homem*.

O homem adquire, com o desenvolvimento do trabalho, a diferenciação em relação ao mundo natural, e é essa distinção que o direciona para o simbólico. No trabalho, o homem se reconhece e se constitui como tal, como ser social, consciente, criativo e reflexivo, diferentemente do animal, que é instinto, atividade. Não é à toa que Castel (1995) afirma que o trabalho é um suporte privilegiado de inscrição na estrutura social.

Sabemos que, durante o século XIX e até meados do século XX, o trabalho se mostrava produtor de sofrimento, desde instalações insalubres das fábricas e das aglomerações humanas nos centros urbanos, até as exaustivas linhas de montagem. Não podemos esquecer, porém, que o trabalho atual, marcado pela instabilidade dos contratos temporários, pela flexibilização e pela execução de projeto, em que cada um deve tornar-se responsável por sua empregabilidade, pode, também, constituir-se em fonte de opressão, exploração ou exclusão. O trabalho alienado não ficou restrito ao século XIX, mas estende-se aos dias atuais. Hoje, ganham mais expressão as psicopatologias relacionadas ao trabalho.

Segundo Brant e Minayo-Gomes (2008), algumas manifestações do sofrimento surgem sob a forma de dor – ardência, rigidez muscular e cãibras. O conjunto de entrevistas realizadas pelos autores, a fim de evidenciar a constatação da transformação de um mal-estar em adoecimento no trabalho, revela a existência de trabalhadores que não são reconhecidos naquilo que fazem, dizem e sofrem. Há um processo psicopatologizante que, no contexto organizacional, destina-se a silenciar o sofrimento e quebrar as resistências dos trabalhadores. Tudo isso começa com a ação dos empregadores quando encaminham, para o setor de saúde da empresa, trabalhadores "tristes", considerados como inadequados e inaptos para a "realidade do mercado de trabalho".

Pastre et al. (2007), em sua pesquisa sobre queixas osteomusculares relacionadas ao trabalho relatadas por mulheres, afirma que as lesões por esforço repetitivo (LER) e os distúrbios osteomusculares relacionados ao trabalho

(DORT) geram desordens motoras, psicológicas e sociais, resultando em redução da produção e, até mesmo, no afastamento das atividades profissionais. Entre os principais fatores para o surgimento desse quadro clínico, destacam-se a intensificação da jornada de trabalho e a necessidade de aumento de produção. Em sua pesquisa com 146 mulheres, 94,19% apresentaram queixas osteomioarticulares relacionadas às atividades ocupacionais, corroborando com as *altas taxas de sintomas osteomioarticulares na população feminina* e com os índices elevados de afastamento do trabalho.

Além das modificações da conjuntura do mercado de trabalho, a inaptidão reflete igualmente as desigualdades no mercado de trabalho. A terceirização da economia foi ao encontro de uma *feminização crescente* dos trabalhadores. Em pouco mais de um quarto de século, a maior parte das mulheres tinha obtido uma pensão de inaptidão na França, passando de 33%, em 1971, a 60%, em 1998 (Okba, 2005).

Para Leite, Silva e Merighi (2007), à medida que a mulher conquista novos papéis na sociedade, torna-se imprescindível considerar a questão do gênero na saúde dos trabalhadores. Em seus estudos sobre as condições desfavoráveis no ambiente de trabalho e a saúde de enfermeiras, constatou-se que as queixas predominantes estão relacionadas ao aparelho osteomuscular. As relações de trabalho caracterizadas por grande competitividade, elevados níveis de exigência e produtividade, sobrecarga de trabalho, aceleração do ritmo de trabalho, pressão por resultados e baixa autonomia são fatores que contribuem para o grande número de DORT, mas, também, para a insatisfação e apatia pelo trabalho.

No Estudo Pró-Saúde (Macedo et al., 2007), o estresse no trabalho tem sido apontado como um dos possíveis mecanismos de explicação para a relação entre desigualdades sociais e o risco de adoecer. O estresse no trabalho está associado à interrupção de atividades habituais e ao declínio na capacidade física. Indivíduos que desempenham tarefas classificadas como de alta exigência, em virtude do estresse, apresentam maior frequência de interrupção das atividades habituais, como trabalho, estudo, lazer ou tarefas domésticas. A prevalência de alta exigência foi maior entre as mulheres (15,9%) comparadas aos homens (11,6%), assim como a prevalência da interrupção das atividades habituais (26,3% para mulheres e 18,2% para os homens), corroborando mais uma vez para nossa afirmação de que *as mulheres estão mais expostas aos danos do regime social de trabalho*.

Brant e Dias (2004) apontam que o gênero mostra-se estatisticamente associado ao sofrimento. *As mulheres apresentam sofrimento seis vezes superior ao dos homens*. A presença de trabalhadoras com sofrimento era de 53,3%, e de homens 16,1%. A inserção feminina no mercado é atravessada por suas responsabilidades domésticas e familiares, obrigando a mulher, muitas vezes, a adaptar o seu cargo a essas funções, o que pode influenciar em maior frequência de sofrimento. Os sintomas mais frequentes foram: tristeza, fraqueza, depressão, falta de prazer e insatisfação com o trabalho, cansar-se com facilidade, sentir-se cansada o tempo todo. A dificuldade de realizar com satisfação as atividades da vida diária e a perda de interesse pelas coisas expressam uma situação de desprazer e mostram como uma vida marcada por atividade profissional sem sentido, sem significado, leva ao sofrimento.

Logo na introdução de sua obra *A loucura do trabalho: estudo de psicopatologia do trabalho*, Dejours (1992) afirma que os estudos sobre o trabalho utilizam dados sobre violência nas fábricas, nas oficinas, nos escritórios, nas indústrias, nas linhas de produção, entre tantos outros, para revelar o sofrimento do trabalhador. Para o autor, esses dados são importantes, contudo insuficientes, porque não atentam para a vida mental. Diferentemente de Dejours, não nos interessa somente a vida "mental" do trabalhador, mas o sofrimento implicado no corpo na forma de dor crônica. A psicopatologia do trabalho não atinge somente a "vida mental" – numa divisão cartesiana –, mas a matéria principal do homem: o corpo e a subjetividade nele implicada.

Nossa hipótese sociológica interpretativa concentra-se no entendimento de que o regime, o ritmo, o estresse, a produtividade e a competitividade *do trabalho* e *no trabalho* contribuem para o maior adoecimento e sofrimento das mulheres. Esse mal-estar gerado manifesta-se corporalmente na forma de dor e contribui para o aumento do número de diagnósticos de fibromialgia. A impossibilidade de responder à demanda do *tipo ideal* de trabalhador produtivo no regime de trabalho atual gera esse sintoma manifestado corporalmente na forma de dor. Embora a abordagem de Dejours seja distinta da nossa, vê-se, desde já, que o regime de trabalho provoca ou contribui para o sofrimento dos trabalhadores.

Dejours (1992), na conclusão de seu livro, afirma: "a questão é saber que tipo de homens a sociedade fabrica através da organização do trabalho" (p. 139). Poderíamos, então, fazer a seguinte pergunta: "Que tipo de doenças a sociedade fabrica através da organização e no regime de trabalho? Fibromialgia? LER? DORT? Depressão? Fobia? Síndrome do pânico?".

5.4 Regime social de trabalho e fibromialgia

Vincent (2009) afirma que os espaços de trabalho correspondem a modos de gestão específicos. O espaço de trabalho é um espaço de vida, pois os trabalhadores inscrevem no seu trabalho uma parte de sua existência. O que a literatura evidencia é que, a partir da década de 1970, ocorreram muitas mudanças no regime social de trabalho. Os postos de trabalho tornaram-se intercambiáveis, assim como os trabalhadores. Cada vez mais o trabalhador, independentemente do capital cultural, torna-se instrumento descartável, o que produz sofrimento e adoecimento.

Ao conversarmos com mulheres com fibromialgia, durante entrevistas em profundidade formais e informais, procuramos investigar a relação entre o regime social de trabalho e o adoecimento, principalmente para aquelas que possuíam ou possuem atividade laboral extralar. Foi de nosso interesse saber se essas mulheres em algum momento precisaram obter licença médica do trabalho em virtude das dores, se atualmente encontravam-se de licença, assim como levantar uma série de informações sobre o trabalho, o ritmo, o estresse, entre outros. Alguns relatos dessas mulheres:

Eu trabalhava em um escritório de contabilidade. Na época estava trabalhando das 8 da manhã à meia-noite, pois duas pessoas tinham saído da empresa, e eu estava fazendo o trabalho das duas, mais o meu. Estava numa fase de muitas cobranças e nenhuma ajuda, afinal, fazia o trabalho de outras pessoas, além de trabalhar direto. Eu acho que isso contribui para minha doença, sim. Tive de ficar de licença médica do trabalho por 3 anos. Essa foi a pior fase da minha vida. [...]. Hoje continuo trabalhando, mas em uma empresa menor, assim o ambiente também é melhor. *(29 anos, solteira, analista contábil, Santa Catarina)*

Já tive de ficar de licença várias vezes. Faltei muito por causa disso, pois as crises sempre vinham muito próximas dos meus plantões. Atualmente, estou há 5 meses de licença médica. Quando estou de licença médica, minhas crises diminuem em 90%. Eu acho que meu trabalho contribuiu para a doença, sim. Era estressante fisicamente, psicologicamente e emocionalmente. As cobranças nem eram grandes, mas a própria natureza do trabalho faz a gente adoecer. A fibromialgia desencadeou de vez lá. Eu já tive depressão e sou ansiosa. Além disso, trabalho há 3 anos em presídios. Quer dizer, a cada 5 dias eu fico 24 horas sob tensão. A gente fica mais tenso no trabalho, e isso pode causar mais dores. Algumas vezes ficava irritada pela incompreensão das pessoas e não tinha o mesmo rendimento no trabalho. Já tive problemas de relação de trabalho por isso. *(27 anos, solteira, agente penitenciária, Alagoas)*

Sim. Fiquei mais ou menos 18 meses de licença pelo INSS por causa das dores. Eu acho que meu trabalho contribuiu em 90% para a doença. Era muito estressante, tenso. Eu era bancária. Fazia de tudo: caixa, atendimento direto ao público, gerenciamento e outros. Era tudo muito estressante e as cobranças eram impossíveis, pesadas, era tudo ou nada. *(30 anos, casada, bancária, Rio de Janeiro)*

Podemos perceber que essas mulheres relatam a sobrecarga de trabalho e o ambiente laboral como fatores intimamente relacionados. Em alguns momentos, podemos perceber que elas evocam o ambiente de trabalho como causador ou desencadeador do adoecimento. Não corroboramos com a relação causal, mas compreendemos que existe uma conexão íntima entre o regime social de trabalho contemporâneo e o adoecimento.

Eu era química industrial e fazia controle de qualidade de produtos químicos. Às vezes, era muito estressante. Eu acho que meu trabalho contribuiu, sim, para minha doença. Havia cobranças diversas, como urgências, prazos, pressão de *fornecedores etc. Acho que contribuiu, sim, e muito. Na verdade, acredito que foram várias coisas. Acredito que muitas mudanças: insatisfação profissional, trabalho árduo, muita responsabilidade, pressão, cobranças. (54 anos, solteira, administradora de recursos humanos, Rio de Janeiro)*

Eu acho que o que desencadeou a fibromialgia foram vários fatores. Trabalho com grande nível de estresse, má alimentação, fatores emocionais e excesso de responsabilidades. Acredito também que toda a minha vida foi um caminho direto para a fibromialgia. As cobranças no trabalho eram intermináveis. Começava com a corregedoria-geral, depois os juízes, advogados e partes, bem como os colegas, por exercer função com gratificação. Tenho certeza que meu trabalho contribuiu para a fibromialgia. (46 anos, casada, funcionária pública, Rio de Janeiro)

O último grande evento que acabou me incapacitando foi ter trabalhado numa emissora de TV, cuja escala era insuportável por 3 anos consecutivos, sem contar a distância de 2 horas de transportes, mais 8 de trabalho. Eu não tinha vida própria, era apenas trabalhar e dormir. No trabalho, eu tinha basicamente que mudar o ângulo da câmera e monitorar o que os participantes de reality show *diziam. Se havia algo comprometedor, deveria ser censurado para que os assinantes do* pay-per-view *não soubessem de coisas que poderiam comprometer a emissora ou o participante, de medidas legais de terceiros etc. Sem contar que, além de ter de prestar atenção em oito monitores diferentes, havia o ar-condicionado cortante para manter estável os equipamentos do estúdio (você sabe que dor reage a frio) e, no meu caso, o pior foi a escala de estar cada dia num turno. (29 anos, casada, ex-assistente de TV, São Paulo)*

Para Roquelaure (2008), múltiplos fatores de risco estão entrelaçados para compreendermos os distúrbios musculoesqueléticos. Fatores biomecânicos, como a repetitividade dos gestos, a força exercida, a amplitude dos gestos, a manutenção prolongada de uma postura estática, exposição ao frio, estão relacionados como fatores de risco. Fatores organizacionais relacionados ao *regime social de trabalho*, como a restrição de tempo para realizar atividades, monotonia, ausência de capacidade de auto-organização, ausência de tempo de recuperação, também compõem os fatores de risco, assim como os fatores *psicossociais* (estresse, falta de apoio da hierarquia no ambiente de trabalho, fragilidade da coletividade do trabalho). O peso dos fatores psicossociais ligados ao trabalho (principalmente do estresse profissional) na aparição dos distúrbios musculoesqueléticos é, sem dúvida, real.

As pessoas de meu convívio diziam que eu estava fazendo luxo e que estava gorda, precisava emagrecer para melhorar. Diziam que eu estava preguiçosa e com pouca produtividade. Sempre trabalhei com cargos de muitas responsabilidades, muitas vezes não podia nem almoçar direito, por precisar resolver coisas, e assim foi até 2 anos atrás. Fui capacho de patrões, sempre engoli sapos sem acabar de ter digerido o anterior. E para piorar, no quinto mês de gestação fui demitida por justa causa (meu patrão inventou um motivo para tal, por causa dos excessos de atestados que estava levando). Já estava bastante deprimida. Comecei a trabalhar novamente em seguida, numa empresa que já tinha trabalhado anteriormente e que saí por não aguentar tantas humilhações. Mas como achei que estava mais madura, não ia deixar isso acontecer mais. Foi assim por 3 meses. Depois tudo começou de volta. Sentia vontade de sumir, chorava com bastante facilidade e era zombada pelos companheiros de trabalho. Eles diziam que eu deveria parar de viver chorando, parar de viver reclamando, aceitar as coisas como são. Isso foi em dezembro de 2008. De lá para cá, tenho tentado fazer algo que me dê prazer, faço alguns bicos para poder comprar os remédios e estou lutando para ver se consigo me afastar por motivo da doença, mas o INSS já negou por quatro vezes. Então, quando você me perguntou se meu trabalho contribuiu para a doença, eu diria que com certeza. Podemos dizer 70%. (35 anos, casada, coordenadora de produção, Paraná)

Quando os colegas de trabalho não acreditam em sua dor, quando a chefia prioriza a produção e a produtividade, e não a saúde do trabalhador, a mulher com fibromialgia sente-se empurrada para manter o ritmo de trabalho elevado, pois, como não tem lesão anatomopatológica visível, não tem como provar seu sofrimento, tampouco o adoecimento. Cria-se uma situação constrangedora e desconfortável na qual a mulher precisa manter seu posto de trabalho ao mesmo tempo em que as dores musculares se intensificam. A seguir, há um relato de uma mulher que nos conta como o seu trabalho, antes uma atividade valorosa e satisfatória, foi se tornando produtora de adoecimento e sofrimento. Mesmo atingindo 200% da meta estabelecida por uma empresa privada, o reconhecimento não foi proporcional ao esforço de trabalho. Daí seguiram-se episódios de depressão, melancolia e tentativas de suicídio. O único refúgio, não satisfatório, era a cama, onde chorava o dia inteiro. Não é surpreendente que a entrevistada relate o desejo de morrer que foi impulsionado pela perda de sentidos positivos na atividade profissional.

Os clientes começavam a fazer terror psicológico, escândalos e outros por conta da fila grande. Ralei muito na época trabalhando o mês todo em Ilha Grande, inclusive fins de semana. Quatro meses depois da minha promoção, conseguimos atingir 200% da meta e, consequentemente, ganhei o prêmio Atitude de Valor. Esperava ser promovida para o próximo cargo, e não fui. Foi aí que comecei a desmoronar e já não aguentava mais aquela vida de andar o dia todo na rua de salto e pastas pesadas na mão. Houve uma mudança na gerência da minha agência: mudou a gerente-geral. Simplesmente uma semana depois de ela ter chegado, fui tão humilhada que entrei em depressão profunda. Aquilo para mim foi a gota d'água. Era o que faltava para eu me acabar. A partir daquele episódio, entrei de licença médica. Durante a minha licença, ela se estressou comigo por telefone algumas vezes, até que tentei suicídio duas vezes por conta do trabalho. Eu não achava mais razão para viver, não conseguia levantar da cama, chorava o dia todo só pensando em morrer. (30 anos, casada, bancária, Rio de Janeiro)

Era muito estressante, com muita correria para dar conta do serviço. Tinha de cobrar, analisar liberação de crédito, fechamento diário de cobrança e exportação, fazer relatórios para diretoria, e não tendo tempo. O telefone tocava sem parar, diretoria pedia relatórios. Literalmente, eu não dava conta do serviço. Meu auxílio médico venceu em janeiro/2009. Entrei com processo contra o INSS e o juiz deu antecipação de tutela, estou aguardando a perícia. (49 anos, solteira, bancária, São Paulo)

Vale, neste momento, mencionar algumas particularidades do setor bancário em decorrência de reestruturação produtiva do capital. O Programa Nacional de Desestatização (Lei 8031/1990), a Medida Provisória 1514/1996, o Programa de Incentivo à Redução do Setor Público Estadual na Atividade Bancária e o Programa de Desligamento Voluntário são exemplos de mecanismos criados pelos sucessivos governos federais para preparar os bancos para a privatização, na qual prevalece a eficiência na gestão e o corte de gastos, no discurso oficial. O uso de novas tecnologias resulta em taxas crescentes de desemprego no setor bancário, além de intensificar as condições de exploração do trabalho, nas quais, mesmo atingindo metas superiores a 100%, os trabalhadores continuam sendo superexigidos, pois a empresa nunca está satisfeita. Uma nova qualificação para os bancários vem sendo demandada pelos diretores do setor, buscando sempre a "excelência" do atendimento, conforme apontamos em nossa pesquisa documental com a revista *VOCÊ S/A*.

Trabalho há 28 anos num banco, onde passei por muita pressão ao longo dos anos, seja de chefes, seja de clientes. Com o passar dos anos, recebi muitos assédios morais, pressão por cumprimento de metas, aumento de trabalho. Tudo isso acarretou lesões por esforço repetitivo e dores no corpo inteiro. Como se trata de uma doença psicossomática, tudo se agravava. Eu ficava digitando o tempo todo. Cada vez mais nos pressionavam por maior rapidez, para atender mais rápido, atender fora do horário, assédio moral, xingamentos. Por isso, digo que o trabalho contribuiu muito para minha doença. Tenho muitas colegas bancárias acometidas por fibromialgia, LER, DORT, doenças da coluna e depressão. (49 anos, divorciada, bancária, Paraíba).

Não é raro, também, constatarmos a exploração mais acentuada sobre a força de trabalho feminina. Apesar de seu alto nível de escolaridade e de se verificar um aumento gradual da presença feminina em postos de gerência e supervisão, as mulheres seguem ocupando cargos inferiores na escala hierárquica e recebendo vencimentos menores. Se as mulheres ainda se encontram em situações mais precarizadas que os homens, não podemos deixar de mencionar a dificuldade de inúmeros homens em lidar com a perda do emprego, mesmo após anos de serviço no banco. Não há mais o respeito pelo profissional com muitos anos de casa, mas, sim, o respeito por aquele que atinge as metas e supera a produtividade dos demais. O sofrimento psíquico de muitos trabalhadores, derivado do controle, da pressão, da intensidade do trabalho, medo de demissão, relações tensas e competitivas entre seus pares, é desconsiderado ou desprezado pela organização. Na melhor das hipóteses, a preocupação com as LER ou DORT estão presentes, mas não com o regime social do trabalho que provoca mal-estar psíquico e subjetivo.

Segundo Dejours (1992), a organização do trabalho gera impacto no aparelho psíquico, causando sofrimento. Esse sofrimento começa quando o sujeito, no trabalho, não consegue mais fazer modificações significativas nas suas tarefas a fim de torná-las mais adequadas às suas necessidades fisiológicas e aos seus desejos psicológicos. Quando a relação sujeito-trabalho é bloqueada, fraturada, desintegrada, o adoecimento se manifesta de forma não apenas individual, mas coletiva. Surgem, doravante, doenças mentais ou somáticas. De uma hipertensão arterial sistêmica à fibromialgia, o sofrimento varia com o tipo de organização do trabalho que cria insatisfação, cujas consequências não se limitam a um desgosto particular.

Eu estava insatisfeita com a forma que eles conduziam as coisas, a competitividade e a remuneração, pois era muita exploração por tão pouco salário, além do sacrifício por anos de estudo e dedicação. Meu trabalho era de contrato, portanto, tive de pedir para sair por causa da pressão e porque já não suportava mais trabalhar por conta das dores. (33 anos, divorciada, fisioterapeuta, Rio de Janeiro)

Meu trabalho é bastante estressante e isso faz que eu sinta dores. Estou trabalhando na mesma empresa há mais de 3 anos. Eu procuro não demonstrar as minhas dores, no entanto, muitos sabem o que tenho. Quando estou me sentindo muito mal, vou à enfermaria da empresa e tomo um medicamento para aliviar os sintomas. Meu trabalho, de certa forma, contribui, sim, por conta do nível de estresse. (27 anos, solteira, engenheira, Pará)

Acho que o que desencadeou a fibromialgia foi uma vida cheia de muito estresse, cansaço de trabalho. (53 anos, casada, vendedora, Rio de Janeiro)

Eu estava num ritmo tão sofredor, que, quando eu saía do trabalho, tirava o sapato e ia me arrastando para casa. Estava morrendo de dor. Aqui no pescoço, na lombar. Eu chorava de dor no trabalho. Já saía de lá com dor. Meu trabalho agravava muito. Eu trabalho na central de atendimento durante 6 horas ininterruptas, digitando o tempo todo. Era muito estressante. Tinha o tempo médio de atender o cliente de três minutos e vinte segundos. A pessoa te xingava e você não pode nem alterar a voz, senão perdia pontos na avaliação e ganhava menos no final do mês. O monitoramento era on-line. Eles escutavam todas as nossas ligações. Nos vigiavam o tempo todo. Nem no banheiro podia ir. Quando eu ficava em pé e me alongava aliviava. Mas o novo gerente não deixava nem levantar mais. (45 anos, solteira, atendente de call center, *Rio de Janeiro)*

Sempre tive insônia, mas, nesse caso, com certeza foi o estresse físico e emocional no trabalho. Eu trabalhava em pé mais de 8 horas por dia. Precisava bater metas para que a cada 6 meses pudéssemos receber comissão, caso contrário, não tinha comissão. Havia muitos detalhes, os quais não podiam ser esquecidos, além de oferecer produtos da loja no caixa para os clientes, com metas diárias. O mau rendimento acarretaria a perda do emprego, como foi o meu caso. Sim, acho que meu trabalho contribui para minha doença e precisei ficar de licença médica várias vezes. Em dezembro, a médica do trabalho que me afastou do serviço confirmou o primeiro diagnóstico e mandou eu procurar um reumatologista. Desde que fui demitida, melhorei bastante, pois, quando estou indisposta, não tenho obrigação de sair de casa, consigo evitar os problemas e assim amenizar a aparição dos sintomas. (24 anos, solteira, comerciante, Rio de Janeiro)

Eu estava num momento da vida complicado. Quando tive uma nova situação em que ficava presa, nesse caso o trabalho, eu fiquei doente de novo. Com muito estresse e carga horária elevada no trabalho (carga horária de 12 horas), eu tive crises de pressão alta, mesmo sem nunca ter tido problema de pressão.

Eu pedi demissão. Nem dei importância ao desemprego. Falei com a patroa que eu precisava sair. Eu falei para ela que o trabalho estava me causando muitas dores. Hoje eu não consigo mais trabalhar 5 a 6 dias por semana. Não tenho condições físicas e mentais de suportar isso. Mas, mesmo assim, trabalho cerca de 12 horas por dia. (35 anos, divorciada, cozinheira, Rio de Janeiro)

O que constatamos em nossa pesquisa é que o regime social de trabalho pode ser um dos fatores que contribuem para a manifestação do sofrimento na forma de dor, mas não se constitui como causalidade ou etiologia predominante. Há, sim, uma relação de sofrimento entre o viver cotidiano e o trabalho. Muitas mulheres gostariam de trabalhar, mas, em virtude da dor, não possuem condições, ao passo que outras não gostariam de retornar à mesma atividade profissional.

Em 2001, trabalhava em telemarketing *em torno de 10 horas por dia e tive uma crise muito grande de depressão. As metas de reversão de cancelamento, reversão de resgate, guarda de parte do valor aplicado e revenda de novos títulos era diária e, apesar de o nosso horário ser de 6 horas por dia, éramos gentilmente solicitados a fazer horas extras diariamente. Creio que o meu trabalho contribui muito para a fibromialgia, pois diversos atendentes tiveram outros tipos de doenças e tiveram de entrar de licença, tipo: crises de tendinite, crises de estresse, síndrome do pânico, depressão. Um rapaz, de 23 anos, chegou a ter um ataque cardíaco dentro da central de atendimento. Atualmente me encontro de licença por conta da fibromialgia. (45 anos, solteira, atendente de* call center*, Rio de Janeiro)*

O que desencadeou minha doença foram crises de sistema nervoso por causa do trabalho. Eu sou professora de Matemática e lecionava em todos os turnos. Eu queria tudo certinho. Minha característica era essa perfeição. Eu lecionava em todos os turnos com turmas de 60 alunos. Era terrivelmente estressante por causa do número de alunos na sala. No trabalho, não podia faltar nunca. Era trabalho escravo mesmo. Meu trabalho contribuiu para a doença, sim. Contribuiu muito e me arrependo de ter escolhido essa profissão. (44 anos, solteira, professora, Paraná)

Desriaux (2008b) afirma que os distúrbios musculoesqueléticos estão em primeiro lugar entre as doenças profissionais reconhecidas. Eles são fontes de incapacidades severas que comprometem a saúde, o emprego e a vida das pessoas atingidas. Além dos fatores "clássicos", como hipersolicitação muscular e articular, restrição do tempo para realização de tarefas laborais e aumento da intensidade do trabalho, outros fatores já são identificados: estresse, aumento exagerado das exigências combinadas de velocidade e precisão.

Eu não tinha tempo para comer. Não tinha tempo para nada. A minha chefe se aproveitou de mim porque eu era boa no serviço. Eu trabalhava demais para minha família não passar fome. Então, eu extrapolei o meu limite. E o corpo reclama. Como extrapolei meu limite, comecei a ter vários problemas. Fibromialgia, tendinite nos dois pulsos e nos dois ombros. Estou fora da minha atividade laborativa. Não tenho mais condições. Como não aceitei meus limites, a vida virou tudo para o ar. Eles me mandaram embora porque eu fiquei doente. Eu não conseguia mais fazer unhas de ninguém. Deixava as coisas caírem no chão. (50 anos, viúva, manicure, Rio de Janeiro)

Sabe-se que alguns modelos organizacionais constituem verdadeiros lócus produtores de doenças laborais musculoesqueléticas. O sistema *just in time* modificou a organização do trabalho, demandando adaptação das empresas, eliminando mão de obra para aumentar a produtividade e desenvolver estratégias de antecipação dos imprevistos. A utilização de ginástica laboral ou a correção dos gestos e das posturas não são tão eficazes como se imagina, mas é preciso atacar diretamente a organização do trabalho e não pensar que a simples mudança de posto seja a solução, ainda que, em alguns casos, seja importante.

Nas entrevistas com pacientes com fibromialgia, encontramos os seguintes dados:

- 46% afirmam que o estresse no trabalho é alto;
- 18% afirmam que o estresse no trabalho é muito alto;
- 27% afirmam que o ritmo de trabalho é muito intenso;

- 22% afirmam que precisam trabalhar intensamente, isto é, produzir em pouco tempo;
- 45% afirmam que os problemas no trabalho sempre agravam as dores no corpo.

Ao entrar em contato com mulheres do Brasil inteiro e com as mulheres de nosso campo etnográfico que trabalham ou trabalhavam, a questão do trabalho apareceu com maior visibilidade.

Eu acho que meu trabalho agravou a fibromialgia. Quando saí de casa e fui trabalhar fora, piorou muito. Eu fazia 16 calças por dia. Ritmo de trabalho muito alto. No outro setor, eram 80 peças por dia. Eu saía de lá chorando porque a chefe ficava me apressando. Ela me humilhava. Já saí dali direto pro Hospital Souza Aguiar. (58 anos, viúva, costureira, Rio de Janeiro)

O pior é o estresse que tenho passado no trabalho. Nossa! Muita coisa, nem sei se conseguiria contar. Meu trabalho é isolado e solitário. Vai da consciência de cada um. Já era para eu ter desistido. Na verdade, nós veterinários somos odiados lá dentro. O certo é o errado e temos que conviver com isso. Já fui obrigada a trabalhar mais de 10 horas por dia e, mesmo sendo paga para isso, chegou um momento em que não aguentei mais. Desisti de trabalhar na clínica, tive uma queda de salário para 1/3 do que ganhava porque discuti com a presidente, porque não aguentava mais a pressão e os destemperos dela. Ela não ouvia ninguém e se metia na parte técnica. Passei a trabalhar somente no abrigo, ficando responsável por um setor e carregando tudo nas costas. Estou cansada de ser usada como bode expiatório. E o pior é que a presidente, para se defender das acusações, foi à imprensa dizer que, se há maus tratos na Suipa, é com conivência dos veterinários. Bem, agora você entende o porquê do estresse. (40 anos, solteira, veterinária, Rio de Janeiro)

Eu trabalhava o dia inteiro. Quando eu dava aula, eu sentia um cansaço. Quando eu escrevia, chegava uma hora em que meu braço pesava tanto que eu não aguentava. Além disso, subia as escadas da escola o dia inteiro. Passei a me sentir pesada, cansada, sem vontade de levantar da cama. Quanto mais eu trabalhava, mais as dores acentuavam. Eu trabalhava das sete da manhã às dez da noite em três escolas privadas. Escola particular tem uma carga de trabalho grande. (61 anos, casada, professora, Rio de Janeiro)

É possível apreender que as atividades laborais se tornaram fontes de exaustão emocional para essas mulheres. É comum a falta de energia e entusiasmo para o trabalho, assim como a sensação de esgotamento, frustração e tensão constante. A apatia, ante o trabalho, é cada vez maior, aliada ao conjunto de problemas de saúde que começam a provocar absenteísmo e intenção de abandonar a profissão.

Conseguimos apreender que o adoecimento relacionado ao trabalho pode ser interpretado como uma forma de resistência à docilização dos corpos, como descrita por Foucault (1993). Ao fazer uma genealogia da moral moderna com base em uma história política dos corpos, Foucault nos mostra como o controle se exerce sobre os corpos, predominantemente sobre sua economia: a eficácia e a eficiência dos movimentos. As disciplinas se constituíram como essas tecnologias que autorizam e exercem o controle minucioso das operações do corpo. O adoecimento e, consequentemente, as licenças médicas que as mulheres com fibromialgia precisam obter, acabam se constituindo não apenas como formas de recuperar a saúde e a vitalidade, mas como resistência à hegemonia do corpo como objeto e alvo de poder. Elas querem dizer "não" ao corpo que se manipula, que se modela, que se treina, que obedece, que responde, que se torna hábil e cujas forças se multiplicam para o regime social de trabalho.

Fica assim evidente, ao longo de nossa pesquisa, que apontar o trabalho como *a causa* da fibromialgia ou as licenças médicas como efeito da doença são hipóteses ainda difíceis de discutir, argumentar e problematizar, em razão de inúmeros fatores ("variáveis", na linguagem epidemiológica) que contribuem para o adoecimento. Entretanto, ficou mais evidente que há uma íntima relação entre o regime social de trabalho, suas demandas psicossociais e o sofrimento dessas mulheres.

O trabalho, que deveria ser um lugar/uma função de integração social, compartilhamento de experiências e de construção da identidade social, torna-se gerador de sofrimento. As mutações no regime social de trabalho têm provocado, nas últimas décadas, intensificação do trabalho. Cresce a tensão, a solidão, o isolamento social e a insatisfação no trabalho. Constata-se que as mulheres sofrem mais em virtude de diversos elementos profissionais, como falta de reconhecimento, falta de respeito no trabalho, hierarquia rígida, humilhações, isolamento, ritmo intenso, pressão por qualificação transferida individualmente sem modificação na remuneração, instabilidade da empregabilidade (Durand, 1978; Vézina, Derriennic e Monfort, 2001).

Um achado valioso de nossa pesquisa é o elevado índice de adoecimento docente. Há uma especificidade dessa atividade profissional que merece atenção em futuros estudos dedicados exclusivamente a isso. Nossos dados revelam, de forma indireta, a precarização da docência. Inúmeras mulheres com fibromialgia são professoras e relatam o difícil cotidiano profissional, marcado por dor simbólica (humilhações, desrespeito, baixa remuneração) que se transforma em dor corporal. A seguir, relatos de mulheres portadoras de fibromialgia que são (algumas não mais) professoras:

Sou professora de Português e Literatura e pós-graduada em Linguística. Atualmente, não estou trabalhando porque estou de licença médica. Estou encostada no INSS. Acredito, sim, que o que desencadeou minha fibromialgia foi o emprego, pois era muito estressante. Com isso, passei a ter insônia e falta de atividade física. Acredito que fiquei doente por causa do meu trabalho. Eu dava aula de redação para oito turmas. Trabalhava em uma comunidade carente e muitos dos alunos eram problemáticos. Eu faltava muito em razão da dor e as pessoas não compreendem muito bem os fibromiálgicos. (24 anos, solteira, professora, Rio de Janeiro)

Eu acho que meu trabalho contribuiu para a doença, sim. Estou de licença médica até hoje, apesar de os médicos dificultarem minha licença por não acreditarem na fibromialgia. Na verdade, acho que o meu trabalho desencadeou a fibromialgia. Eu sou professora e no período em que eu estava com início dos sintomas foi um período muito estressante mesmo. Eu trabalhava três expedientes, os quais me cobravam muito e eu nunca estava calma ou parada. Estava sempre trabalhando muito e me cobrava muito por isso, pois sou perfeccionista. Eu trabalhava numa escola privada pela manhã, na rede municipal à tarde e na estadual à noite. Então, tive de pedir demissão da escola privada, pois eu não estava conseguindo dar aula e fiquei apenas na rede pública, na qual estou de licença médica há um ano. Antes de pedir demissão da escola privada, eu vivia de atestado médico. Dava aula 2 dias na semana e o resto em casa. Às vezes, eu ficava até 15 dias sem dar aula, até que um dia eu desisti mesmo. O meu trabalho era muito estressante e frustrante. Só um professor mesmo pode entender. Atualmente, estou tentando readaptação de função no serviço público, mas não estão querendo me dar, pois, para eles, a fibromialgia é só psicológico. (28 anos, casada, professora, Rio Grande do Norte)

Acredito que o que desencadeou a doença foram os cuidados com minha mãe após um AVC aliado ao desgaste do período de faculdade e trabalho. Não sou um ser adaptado à vida moderna. Inclusive, larguei um cargo efetivo de professora na rede estadual de Minas Gerais em virtude da doença. Era impossível trabalhar em dois empregos e a estrutura de trabalho nesta rede não ajudava. Em muitos períodos, durante o ano, preciso tirar licenças médicas em função da fibromialgia, o que é muito complicado. Além de nem sempre conseguir licenças médicas e faltar assim mesmo, também tenho que lidar com companheiros de trabalho que acreditam que sou uma má profissional em virtude das faltas ou do estado em que vou trabalhar quando estou em crise. (35 anos, casada, professora, Minas Gerais)

Fiquei várias vezes de licença médica do trabalho por causa da fibromialgia. Eu era professora de ensino fundamental e estava detestando o exercício da profissão. Fiquei um bom tempo nessa luta de trabalhar com algo que não suportava mais. Com certeza, isso contribuiu em muito para ficar como fiquei. (55 anos, solteira, professora, Minas Gerais)

Em todos esses relatos, sem exceção, encontramos o ambiente de trabalho, a tensão no trabalho e o regime precário e degradante intimamente relacionado com o adoecimento. Todas relatam como essa atividade profissional em certas condições contribuiu para o adoecimento.

Oliveira (2004) ressalta que, diante da reestruturação produtiva que ocorreu nas últimas décadas no Brasil, novas demandas têm sido apresentadas à educação escolar com relação aos seus objetivos, que refletem em mudanças nas formas de gestão e organização do trabalho na escola. Tais mudanças trazidas pelas reformas educacionais teriam resultado em intensificação do trabalho docente, promovendo o desgaste e a insatisfação por parte dos professores. Para a autora, a precarização do trabalho docente está intimamente ligada aos processos políticos e econômicos originados na década de 1970. Enquanto nos anos 1960 assiste-se, no Brasil, à tentativa de adequação da educação às exigências do ideário nacional-desenvolvimentista, os anos 1990 demarcaram uma nova realidade: o imperativo da globalização. Na transição dos referenciais do nacional-desenvolvimentismo para a globalização, a educação passa por transformações profundas, nas suas funções e na sua organização, na tentativa de adequar-se às demandas a elas apresentadas. Demandas essas que provocaram maior sobrecarga de trabalho docente e, logicamente, maior adoecimento.

Eu procuro evitar crises de estresse, o que é quase impossível, uma vez que sou professora primária e estressada por natureza. Meu trabalho ajuda bastante para a doença, pois estressa bastante, e o estresse desencadeia as crises. Trabalhar em dois turnos e ainda fazer faculdade tem como resultado a fibromialgia. Fico com o corpo todo "moído", dores musculares e enxaqueca. Essa semana mesmo assumi uma escola nova e acho que a ansiedade desencadeou uma crise, pois estou muito cansada e com dores nos pontos, e meu sono está muito ruim; também estou com muita enxaqueca. Está sendo uma semana difícil. (28 anos, solteira, professora, Paraná)

Obter licença médica era um sacrifício. Só consegui quando levei laudo do psiquiatra que eu estava em depressão profunda. Mesmo que você não consiga andar, eles não dão licença. Precisei tirar licença há uns 2 meses e fui gravemente humilhada na perícia aqui. Sabe, além de todo sofrimento pelas dores, a gente passa o sofrimento da humilhação humana. (44 anos, solteira, professora, Paraná)

Estava totalmente sem condições de trabalho, exaustão, dores e várias infecções e alergia. Faltei 30 dias, me deram exoneração e até hoje estou na justiça pedindo meus direitos, mas já perdi na primeira instância, e o perito judicial disse que eu era mole e não tinha nada: estava melhor que ele. (53 anos, divorciada, professora, Rio de Janeiro)

Essa praga desta doença parece castigo. Acho que o excesso de trabalho e responsabilidade me estressaram e ajudaram bastante. Acho que isso possa ter agravado, pois eu trabalhava 10 horas na escola e ainda trazia trabalho para casa, além da má postura, alimentação inadequada, esforços repetitivos. Desde 2007 que não consigo dar continuidade ao meu trabalho. Fico de licença e retorno. (32 anos, casada, professora, Rio de Janeiro)

Nas últimas décadas, a educação passou a ser fundamentada nos conceitos de produtividade, eficácia, excelência e eficiência, importando categorias e valores econômicos para o setor educacional. As mudanças provocaram, em parte, reestruturação do trabalho docente, com maior responsabilização dos professores pelos fracassos escolares. Os professores são considerados os principais responsáveis pelo desempenho dos alunos, da escola e do sistema de educação. A todo momento, reportagens apontam a baixa qualidade da educação brasileira, e os professores são considerados despreparados, desmotivados e incapazes de adaptar-se às demandas do mercado. As exigências exacerbadas contribuem para um sentimento de perda de identidade profissional, na medida em que os professores se sentem obrigados a responder às novas exigências pedagógicas e administrativas. Para Oliveira (2004), a precarização docente é agravada ainda pelo aumento dos contratos temporários nas escolas públicas, arrocho salarial, desrespeito a qualquer piso salarial nacional, inadequação ou ausência de planos de cargos e salários, perda de garantias trabalhistas e previdenciárias, entre outros.

Eu era professora primária com setenta crianças na turma. A primeira coisa que aconteceu foi hipertensão. A escola me deixou hipertensa, e depois vieram as dores. Eu tive paralisia na perna esquerda. Eu sofri muito e ainda sofro. Não desejo isso a ninguém. Ninguém deveria passar o que passei. Eu tenho dores de começar a tremer o corpo todo. (50 anos, casada, professora, Rio de Janeiro)

Eu odiava meu trabalho, era terrível, muitos dias eu ia trabalhar chorando, sofria assédio moral diariamente. Eu estava muito infeliz com meu trabalho. E os peritos do INSS acham que a fibromialgia é doença de gente vagabunda, que tem preguiça de trabalhar. (31 anos, solteira, professora, São Paulo)

Sampaio e Marin (2004), ao realizarem uma discussão densa sobre a precarização do trabalho escolar e seus efeitos nas práticas curriculares, ressaltam alguns pontos importantes que nos ajudam a compreender a precarização docente no Brasil – dados que corroboram com nossa pesquisa. As autoras destacam que *a feminização do magistério ocorre paralelamente à precarização docente*. Em 1990, havia 1,5 milhão de homens e 3,6 milhões de mulheres exercendo o magistério. Em 1997, já havia 1,8 milhão de homens e 4,2 milhões de mulheres. Esse dado é interessante, pois corrobora com uma das hipóteses centrais deste livro, isto é, *as mulheres encontram-se socialmente mais expostas ao regime social de trabalho* que é opressivo, competitivo e individualista. A demanda por tornar-se uma trabalhadora competente e qualificada ultrapassa as condições físicas e psíquicas dessas mulheres. Nesse sentido, o trabalho, gradativamente, perde seu caráter produtor de identidade pessoal e coletiva, tornando-se produtor de adoecimento e sofrimento.

Uma das questões apontadas pelas autoras é a precarização do trabalho docente em relação aos salários. O Brasil só oferece salário mais elevado que a Indonésia, e está entre os sete piores países do mundo em termos de remuneração docente. Dados de 1997 mostram que a média salarial docente na educação básica brasileira era de R$ 529,92; alcançando valores de R$ 221,22 na Paraíba, por exemplo. Não podemos deixar de mencionar que a pauperização profissional implica pauperização da vida pessoal nas suas relações entre vida e trabalho (Oliveira, 2004; Sampaio e Marin, 2004). Além do salário, a precarização docente está relacionada às condições de trabalho, como carga horária excessiva, tamanho das turmas e rotatividade. Ao recorrer aos dados do Instituto Nacional de Estudos e Pesquisas Educacionais (INEP), do Ministério da Educação, Sampaio e Marin (2004) revelam que o número médio de alunos por turma é de 37,6 no Brasil, podendo chegar a 43,0 em Sergipe. Um professor chega a ter 600 alunos no total de sua carga horária semanal.[19] Enquanto em países europeus e anglo-saxões há 14 a 17 alunos por professor, no Brasil há uma média de 28 a 38.

Diante desse número excessivo de alunos, a sobrecarga de trabalho torna-se insuportável, e as relações humanas e cordiais entre professores e alunos se perdem. Toda relação inspiradora e transferencial de amor entre docentes e discentes vai se perdendo à medida que o professor é lançado na tarefa de gerir uma sala de aula com 50 alunos. Daí se multiplicam os casos de LER, DORT, doenças nas cordas vocais, hipertensão arterial, tendinites, gastrites e fibromialgia.

Já precisei obter licença médica do trabalho, sim. A recuperação está sendo retardada em razão da fibromialgia. Eu era alfabetizadora, com carga horária de 40 horas semanais, com 30 alunos em cada turma, trabalhando em escolas distantes. As cobranças eram muitas, principalmente, por causa das minhas constantes faltas e da pressão dos pais e da direção da escola. Se eu acho que meu trabalho contribuiu para a doença? Com certeza. Só de pensar em voltar para a sala de aula entro em pânico. Desenvolvi a síndrome do pânico paralelamente à fibromialgia. (41 anos, casada, professora, Rio de Janeiro)

Eu era professora de ensino fundamental. Meu trabalho era muito estressante, porque dava aula com média de 35 alunos por sala. Era uma cobrança enorme. Tanto as crianças quanto os pais e, até mesmo, a direção achavam que era frescura minha essas dores todas no meu corpo. Ninguém aceitava. Tive de ficar de licença médica, mas os peritos da prefeitura não acreditam que uma pessoa tão nova como eu possa ter uma doença tão complexa. Eu acho que o trabalho contribuiu sim

---

[19] Carlotto e Palazzo (2006) encontraram associação estatística significativa entre a exaustão emocional e o número de alunos e a carga horária docente, indicando que, quanto maior o número de alunos e o de horas trabalhadas por um professor, maior tende a ser o comprometimento de sua saúde. Cerca de 67% dos professores que participaram do estudo dos autores entra em contato com 100 alunos por dia. O sentimento de realização pessoal no trabalho diminui, e os professores frequentemente precisam licenciar-se ou mesmo abandonar a carreira diante da impossibilidade de dar conta da sobrecarga de trabalho.

para minha doença, pois o quadro negro era alto demais, o que fez que eu desencadeasse meu foco de tensão nos ombros, no pescoço e no trapézio. Eu já deixava os exercícios xerocados, porque, em casos de dores agudas durante as aulas, já havia me prevenido. (26 anos, solteira, professora, Rio de Janeiro)

A docência, se não gera, impulsiona as dores generalizadas pelo corpo. O mal-estar se somatiza, provocando marcas sensoriais no corpo feminino, oriundas de marcas culturais. Mais que nunca se percebe a relação íntima entre adoecimento e cultura.

Reis et al. (2005) analisaram a associação entre conteúdo do trabalho (demanda psicológica e controle sobre o trabalho) e a ocorrência de distúrbios psíquicos entre professores. A prevalência de distúrbios psíquicos foi de 55,9% e houve associação significativa com a demanda psicológica. Os autores concluíram que a saúde mental dos professores está fortemente associada ao conteúdo de seu trabalho. Os docentes estão expostos a ambientes conflituosos e de alta exigência de trabalho, como tarefas extraclasses, reuniões e atividades adicionais, problemas com alunos que chegam até a ameaças verbais e físicas, pressão do tempo, pressão por elevado desempenho profissional. Os principais sintomas dos professores são: nervosismo (78,1%), sensações desagradáveis no estômago (51,8%), dores de cabeça frequentes (51,6%), distúrbios de sono (45%), choro excessivo (29,9%), tremores nas mãos (28,6%) e ideias de suicídio (5%).

Na China, que é cada vez mais influenciada pelo capitalismo, o nível de estresse ocupacional entre os professores de ensino fundamental e médio também tem crescido. Kang et al. (2009) realizaram um estudo transversal com 3.750 professores em 64 escolas e constataram que dor corporal, diminuição da vitalidade, maior tensão psicológica, maior tensão interpessoal são sintomas decorrentes da sobrecarga de trabalho. Além disso, os problemas são mais graves entre as mulheres que entre os homens.

Na época em que tudo aconteceu, eu recebi o diagnóstico e eu estava passando por um período de estresse muito grande. Eu sou professora, e todo mundo sabe que essa não é uma profissão fácil. Na época, eu tinha um aluno que foi diagnosticado com psicopatia, e ele tinha apenas 4 anos, mas a questão era que ele atormentava a vida dos colegas e a minha. Mais o estresse do último ano de faculdade e mais os problemas de saúde na família. Eu não aguentei e entrei em crise. A minha reumatologista e a minha psicóloga acreditam que as minhas crises são, na sua maioria, desencadeadas por estresse, e eu tenho, digamos, a "sorte" de sempre me deparar com alunos-problema, com situações-problema, ou seja, além do estresse habitual da vida de professora, eu sempre carrego uma "carguinha" extra. E também, na prefeitura, fui educadora nos últimos 3 anos, e nessa profissão temos de levantar muito as crianças, trocar fraldas, fazer alguns esforços que, para quem tem fibromialgia, pode trazer algumas dores. Acho que é isso. (28 anos, solteira, professora, Paraná)

Eu trabalho o dia inteiro dando aula para ensino fundamental. Eu chegava na escola arrasada, passando mal. Todo mundo na escola dizia que era frescura, que eu não queria trabalhar. Mas, mesmo assim, cheguei na escola com o diagnóstico. Só diziam que eu não queria trabalhar. Que eu fugia pedindo licença. O que eu mais ouvia era isso. Aquilo me incomodava muito porque as pessoas estavam sempre me pressionando, me humilhando. E aí eu tinha mais dor e tinha que pedir licença médica milhares de vezes. Eu nem tinha ideia do que era fibromialgia. Eu só sabia que doía o corpo todo. As pessoas na escola viam que eu estava sentindo dor, mas ninguém quer saber. São 45 crianças na sala e sem professora para substituir. O que eles faziam? Não queriam nem saber, só queriam que eu estivesse na sala e desse os conteúdos. (33 anos, casada, professora, Rio de Janeiro).

O diagnóstico da fibromialgia

A definição moderna do corpo implica que o homem se separa desse cosmos, dos outros e de si mesmo. As primeiras dissecações praticadas pelos anatomistas com a finalidade de obter informação e conhecimento mostram uma mudança importante na mentalidade ocidental. O corpo dissociado do homem se converte em um objeto de estudo como realidade autônoma. Deixa de ser um sinal irredutível da imanência do homem da unidade com o cosmos. Nos anatomistas, como Andreas Vesalius, encontramos a ruptura entre o homem e o cosmos. Vesalius anuncia o nascimento de um conceito moderno: o corpo. De Vesalius a Descartes, produz-se o duelo no pensamento ocidental: o corpo se separa de toda referência da natureza e de homem que o encarna (Le Breton, 2002).

Gradativamente, o saber médico separa as teorias das doenças, a semiologia e as práticas/estratégias terapêuticas. Com base nisso, a medicina ocidental moderna começa a tornar-se ciência, isto é, uma forma sistemática de classificar doenças, síndromes, sintomas, e a buscar uma explicação causal para esses fenômenos. A Anatomia Patológica e a Fisiopatologia estruturam o saber médico como ciência capaz de desvendar todos os mistérios sobre as patologias que afligem a máquina biológica.

Ortega (2008) argumenta que a fisiologia europeia realizou, na primeira metade do século XIX, um inventário exaustivo do corpo humano, de suas funções e constantes, que serviria de base para a produção de indivíduos que se adaptassem aos requerimentos produtivos da modernidade. Os fisiologistas envolveram-se cada vez mais com a determinação de leis biológicas e relações causais. A fisiologia deixou de ser uma atividade primariamente descritiva para tornar-se uma ciência experimental quantitativa, sendo considerada o paradigma do método experimental nas Ciências da Vida.

Quando a Anatomia Patológica e a Fisiopatologia não conseguem estabelecer o nexo causal entre patologia e agente patogênico, os pacientes são desacreditados pelos médicos. Tesser (2007) afirma que os médicos tendem a dar crédito mais às verdades biomédicas de seu saber e às patologias graves e bem definidas que aos relatos e às narrativas dos doentes, de modo que os adoecimentos narrados acabam sendo relegados a um segundo plano e, muitas vezes, ignorados. É comum a desconsideração de tudo o que não pode ser apreendido pelo saber científico biomédico, pela anatomia e pela lesão. Com isso, o adoecimento vivido é desconsiderado pela Biomedicina, e o paciente é enquadrado como *não tendo nada*, caso frequente das mulheres com fibromialgia. Como outra possibilidade, aparece o encaminhamento ao setor especializado *psi*, para dar conta do que não é físico ou orgânico.

A reumatologista pediu raio X do corpo inteiro. Tudo mesmo. Da cervical até o calcanhar. Eu tremendo de desespero. Depois fizemos exames de sangue. Foi eliminando tudo. Foi-me usando como pesquisa. E todos os exames davam normal. Aí a reumatologista disse que eu tinha fibromialgia depois de não ter nada. (33 anos, casada, professora, Rio de Janeiro)

A falta de interesse dos médicos é absurda. Estava sendo tratada há mais de 4 anos por estresse pós-traumático (sem conseguir dormir, tendo dores, fraqueza extrema, enxaquecas). Por causa das fisgadas que tenho na cabeça, me deram Amitriptilina como tratamento de uma suposta ameaça de AVC. Me criei com dores, vendo minha mãe sentindo dores. Então, não sou uma pessoa de reclamar, sempre achei que fomos criados sensíveis, que sentir dores era normal. Quando cheguei ao ponto de não conseguir trabalhar, sempre fraca, imunidade zero, desmaios frequentes, problemas crônicos, minha mãe inconformada foi procurar meus sintomas na internet e ficou pasma ao descobrir que não só eu, mas nós duas temos o quadro da fibromialgia completo. Quando procurei um médico para falar sobre isso, fui desacreditada e taxada de depressiva. Discuti com o médico, me irritei, chorei. Os médicos nada entendiam de fibromialgia e ainda nos tratavam como ignorantes.

Fui encaminhada pelo último médico para fazer um exame. Quando fui fazer o exame, me deparei com uma profissional maravilhosa, doutora formada e especialista em fibromialgia. Comecei a chorar e ela perguntou por que estava chorando. Contei, então, o que passo com os médicos e a falta de respeito que eles têm com os fibromiálgicos. (28 anos, solteira, comerciante, Rio Grande do Sul)

Quando começaram os sintomas, foi muito difícil pra mim, porque eu sempre fui muito resistente à dor. Só ia ao médico em último caso. Primeiro, eu fui num ortopedista, e ele disse que era tendinite. E a empresa que eu estava começou a ter muitos problemas de licenças médicas. O ortopedista tirou chapas e disse que era tendinite. Mandou tomar remédios e fazer fisioterapias. Eu fazia fisioterapia e nada. E eu não aceitava aquilo. Fiz ressonância magnética do corpo inteiro, raio X do corpo inteiro. Fiz mais de dez exames de sangue. Até que um dia, eu acordei com o lado direito todo paralisado. E fui parar no hospital. Fiz eletro e nada. Tive de tomar morfina, e esses remédios deixam a gente drogada. Você não vive mais. Os médicos chamam você de preguiçosa, de antipática. Eles não entendem que você está doente. E como eles não enxergam a doença, acham que você não tem nada. (45 anos, solteira, atendente de call center, *Rio de Janeiro)*

O sujeito que sofre traz as suas queixas, mas a subjetividade e o sofrimento do paciente são apagados para que possa aparecer a objetividade da doença. Para a clínica biomédica, é importante fazer desaparecer o subjetivo para que surja a doença, e não o doente. Categorias fundamentais na prática médica, como saúde, doença, cura e sofrimento nunca são definidas com clareza pela Biomedicina. Essas categorias são empurradas para o terreno da metafísica e/ou as respostas dos profissionais da área da Saúde são evasivas e vazias.

A categoria central na prática (bio)médica é a doença, a patologia e o diagnóstico, sendo este a grande questão para o médico. É preciso identificar a patologia rapidamente, a fim de combatê-la, erradicá-la. Não se trata de pensar prioritariamente no restabelecimento e na ampliação da saúde, mas, sim, em conhecer a patologia do sujeito. A prática médica ainda perpetua sua visão centrada na doença marcada pelas três cisões (Luz, 1995):

- cisão entre ciência das doenças e a arte de curar, desenvolvida historicamente no saber médico ao longo dos últimos três séculos;
- cisão na prática médica de combate às doenças entre diagnose e terapêutica, desenvolvida, sobretudo, a partir do fim do século XIX;
- cisão no agir clínico da unidade relacional-afetiva-terapêutica médico-paciente, pelo progressivo desaparecimento do contato com o corpo do doente.

Além de a medicina ocidental moderna tornar-se a disciplina das doenças, o remédio (fármaco) torna-se seu principal aliado. Não se trata mais de ajudar o paciente a restabelecer seu estado de saúde, mas, sim, de intervir de forma farmacológica para derrotar ou administrar a doença, no caso das patologias crônicas. A eficácia terapêutica, entendida como vitória sobre a doença, levará a prática médica a pesquisar com maior afinco os fármacos e a considerá-los seus principais aliados no combate às patologias.

Faço tratamento medicamentoso há quase 5 anos e, infelizmente, não consigo viver sem os remédios. Já tentei por várias vezes deixar de tomá-los, no entanto, não aguentava de tantas dores. Eu não conseguia nem dormir, ou seja, dependo dos medicamentos totalmente. Tentei fazer atividades físicas, mas não mudou muita coisa; tentei fazer acupuntura, e nada. Enfim, hoje vou convivendo com a fibromialgia. Há dias em que não sinto vontade de nada, só de chorar. (27 anos, solteira, engenheira, Pará)

Vou te dizer do início do tratamento até hoje. Tenho tudo anotado aqui. Você pode anotar se quiser. Daforin gotas, Daforin 20 miligramas, Cloridrato de Duloxetina 20 miligramas, Nimesulida 100 miligramas, Dolamin, Indometacina, Amitriptilina, Aropax 20 miligramas, Cymbalta 60 miligramas, Alprazolam, Miosan, Carbonato de Lítio 600 miligramas, Topiramato 40 miligramas, Atenolol 25 miligramas, Rivotril, Gabapentina 900 miligramas, Tramadol 100 miligramas, Sertralina 100 miligramas, Olanzapina 10 miligramas, Irtax 10 miligramas. (35 anos, solteira, contadora, São Paulo)

Segundo Luz (1995), desde o século XVII o projeto epistemológico da medicina ocidental passou a ser produzir conhecimento sobre as doenças. A terapêutica passa a ser cada vez mais orientada pela busca sistemática de identificação e combate de doenças, e não mais pelo restabelecimento do equilíbrio de sujeitos doentes.

A Biomedicina surge, então, como consequência das mudanças na visão de mundo ocorridas nos séculos XVI e XVII, que deram lugar a uma explicação mecanicista do mundo e a uma visão dualista do homem. A legitimidade e a pretensa universalidade da Biomedicina derivam do fato de suas bases estarem estreitamente relacionadas com o conhecimento científico moderno (Bonet, 1999).

O ideário da ciência moderna, de Descartes a Laplace, define-se pela maneira como a complexidade do mundo pode e deve ser reduzida a leis pelas quais seus movimentos podem ser tidos como mecânicos. As leis mecânicas aparecem assim como as regras ocultas que regem a natureza e que podem ser compreendidas pelo homem. Desse modo, o homem poderá controlar as variáveis e os acontecimentos da natureza, dominando-a conforme o seu querer (Martins, 1999).

Le Breton (2002) afirma que as representações modernas do homem anatomizado e do homem-máquina podem ser compreendidas valendo-se de Descartes. A filosofia cartesiana revela a sensibilidade de uma época, mas não a inaugura. Não é o resultado apenas de Descartes, mas da cristalização, por meio da palavra de Descartes, da racionalização ocidental. O dualismo cartesiano não é o primeiro a operar uma ruptura entre a alma e o corpo, mas a invenção do corpo ocidental e do corpo como limite da individualidade são novidades modernas. O dualismo cartesiano prolonga o dualismo de Vesalius. Tanto em um como em outro se manifesta uma preocupação pelo corpo descentrado do sujeito. O corpo é visto como um acessório da pessoa. O corpo é estranho ao homem moderno racional. Dotado de percepção sensorial, consideradas não confiáveis para conhecer a máquina humana, o corpo é relegado à insignificância, enquanto a razão, como faculdade da alma, permite o pensamento, condição da existência (*cogito*).

Na visão de Luz (2004), o corpo do homem foi paulatinamente entregue à ordem da racionalidade biomédica. É preciso sempre sediar a doença e descobrir a causa. A doença não pode mais ser considerada como uma totalidade de sintomas ou entidade mórbida, mas deve ter uma causa "somática". A medicina dos sintomas pouco a pouco entrará em regressão para dissipar-se diante da medicina dos órgãos, do foco e das causas, diante de uma clínica inteiramente ordenada pela Anatomia Patológica. O olhar médico se torna profundo na medida em que deve penetrar no corpo do doente e localizar a sede da doença no próprio corpo doente, determinando a lesão privilegiada em relação aos sintomas, agora fenômenos secundários. A doença se localiza no corpo e a lesão explica os sintomas.

Para diagnosticar a doença, Foucault (1963) declara que o olhar médico deveria penetrar verticalmente no corpo, seguindo um percurso que se estende da superfície sintomática à superfície tissular que lhe é anterior, do manifesto ao oculto. Trata-se, assim, de compreendermos a grande modificação no saber médico produzido pela anatomoclínica, que fundamenta o paradigma da Biomedicina: o olhar no interior do corpo doente faz que a doença deixe de ser uma entidade nosológica para tornar-se uma realidade existente no corpo e identificada pela lesão. A doença, que era uma espécie natural, estudada segundo o modelo botânico, passa a ter, com a Anatomoclínica, segundo o modelo da Anatomia Patológica, uma sede orgânica.

Toda a prática médica acaba se voltando para a identificação e a eliminação das doenças e lesões. Tudo o mais passa a ser secundário, até mesmo o sujeito que sofre e traz a doença. Esta, por sua vez, para a Biomedicina, expressa-se por um conjunto de sinais e sintomas, que são manifestações de lesões, devendo ser buscadas, no âmago do organismo e corrigidas por algum tipo de intervenção.

Com base nisso, valorizam-se, acima de tudo, as iniciativas do homem científico, aquele que irá desvendar, desbravar e explorar o *mundo natural*. O suposto papel do homem é a ciência, a invenção, a descoberta, a revelação de tudo o que está oculto na natureza. O que está sempre em causa é a decifração e a apropriação da *natureza* ou do *natural*, legitimando a ciência como forma socialmente privilegiada e institucionalmente legitimada de produção de verdades. As novas teorias filosóficas e científicas, e grandes descobertas nas Ciências, na Física, na Astronomia, na Mecânica e na Fisiologia consolidarão a racionalidade moderna como uma nova e revolucionária estrutura de produção de verdades sobre a natureza (Luz, 2004).

Reill (2003) em seu texto *The legacy of the scientific revolution: science and the enlightenment*, argumenta como a ciência foi direcionada para estabelecer um sistema completo de medidas e ordem. A Matemática se tornou uma linguagem privilegiada dos filósofos, cientistas e demais pensadores. Mais que isso, ela assumiu a forma ideal de explicação. Na hierarquia do conhecimento, o lugar ocupado por qualquer conhecimento específico era estabelecido com base na capacidade de ser guiado por princípios matemáticos. Admite-se que, aproximadamente entre os anos 1680 a 1740, o projeto central da ciência foi incorporar os métodos e os pressupostos formais de raciocínio matemático em explicações para os fenômenos naturais. O seu principal impulso foi o de transformar o conhecimento contingente em *verdade* para reduzir as múltiplas aparições da natureza em simples princípios. Johannes Kepler (1571-1630), Galileu (1564-1642), René Descartes (1596-1650), Leibniz (1646-1716), Isaac Newton (1642-1727), Pierre Gassendi (1592-1655), Marin Mersenne (1588-1648) e Robert Boyle (1627-1691) são exemplos de pensadores inseridos nessa matematização do real.

O cosmo é concebido como um mecanismo regulado e a matéria como um composto de propriedades apreensíveis pela razão e exprimíveis em linguagem matemática, considerada real e universal. As teorias e os conceitos sobre o mundo e a matéria são baseados nas representações de engenhos ou máquinas (relógio), cujo mecanismo de funcionamento pode ser exposto, desvendado, explicado. Imaginando o mundo mecanicamente, a razão clássica mecanicista imagina, também, poder controlá-lo racionalmente.

O mecanicismo ganha força na constituição dessa racionalidade médica moderna. A vida deixa de ser o objeto central da clínica médica e cede lugar à patologia. Em vez de se teorizar sobre a saúde, sobre a vida ou sobre a cura, Luz (2004) afirma que a Medicina passará a estudar cada vez mais as patologias. As observações minuciosas dos doentes e os interrogatórios realizados na clínica médica serão considerados inconsistentes diante das autópsias que podem revelar a *verdade* sobre a doença, isto é, as *verdadeiras* causas das patologias.

Essa Medicina, que se assenta na Física Clássica, permitiu a imposição da mecânica como modelo científico de explicação e investigação dos corpos dos seres vivos, dando assim origem à Biologia. A Biologia surge, portanto, em oposição à História Natural, estabelecendo-se como ciência ao afirmar que a verdade pode ser encontrada desde que o cientista se ponha frente à natureza e a interrogue, seguindo o método experimental. A Biologia torna-se, então, o discurso de referência sobre a vida (Martins, 1999).

Há uma supervalorização da micromaterialidade pela Física, Química e Bioquímica. O estudo da biologia celular e molecular torna-se a solução para a identificação da lesão e da causa do sofrimento. Esse paradigma biomédico por excelência não reconhece a multicausalidade e a complexidade do sofrimento, mas limita-o a uma visão exclusiva das Biociências. Segundo Luz (2004), a Biomedicina instaura-se como um discurso de *objetividades*, discurso que institui a doença e o corpo como temas de enunciados. A Medicina como disciplina das doenças torna-se parte integrante da racionalidade médica moderna. Se o corpo é objetificado pela Medicina, ele também o é pela Educação Física, que passa a valorizar mais os testes, os exames e as avaliações físicas (traduzidas em números e dados estatísticos) do que o próprio sujeito. A vida, a saúde e a cura são excluídas diante de uma cura como ausência de sintomas. Eliminando-se as doenças, o sujeito é considerado saudável.

Assim, no primeiro paradigma (vitalista), a saúde é um processo de equilíbrio físico, mental, afetivo, social e espiritual, ao passo que no segundo paradigma (Biomedicina) a saúde é identificada com o estado atual do corpo físico ausente de sintomas. Enquanto o saber no paradigma vitalista volta-se para o indivíduo em desequilíbrio a fim de reparar-lhe a saúde e a qualidade de vida, o saber da Biomedicina orienta-se pela morte (Anatomia Patológica) e volta-se preferencialmente para a causa da patologia (agente patogênico), e para sua origem espaçotemporal (localização orgânica e história sintomática pregressa).

A terapêutica da Medicina, fundamentada na Biomedicina, é insuficiente para atender as demandas dos pacientes. As disciplinas tradicionais da área da

Saúde ligadas à Biologia, como Anatomia, Fisiologia, Fisiopatologia, entre outras, com seu olhar tecnicista sobre a vida, são incapazes de abarcar a totalidade da vida, principalmente da saúde. Em razão desse vazio deixado pela Biomedicina, as Ciências Humanas e Sociais vêm sendo solicitadas a cooperar nos estudos sobre a saúde, sobretudo nesta área denominada Saúde Coletiva.

Para Birman (2005), o reconhecimento da insuficiência da Biomedicina como prática médica hegemônica sobre a saúde e a doença inicia-se por volta da década de 1920, quando as Ciências Humanas começaram a se introduzir no território da saúde e, de modo cada vez mais enfático, passaram a problematizar categorias como normal, anormal e patológico. Não que a Biomedicina não seja importante para os estudos no campo da Saúde, muito pelo contrário, pois seus estudos e investigações são imprescindíveis para qualquer sistema médico de Saúde. Entretanto, é evidente *que a hegemonia do discurso biomédico não é capaz de responder às demandas dos sujeitos e dos profissionais da área da Saúde por uma promoção da saúde e qualidade de vida mais humana.* Nessa perspectiva, a introdução das Ciências Humanas no campo da Saúde reestrutura as coordenadas desse campo, destacando as dimensões simbólica, ética e política, de forma a relativizar o discurso biológico. Cabe, portanto, à Sociologia, Antropologia, Política, História, Psicologia e Filosofia, entre outras, cooperarem com as disciplinas biomédicas nos seus estudos sobre a saúde e a terapêutica na vida social contemporânea.

Saliba (1999) argumenta que a Medicina ocidental moderna, ao se apropriar da autoridade legítima de definir o critério do normal e do patológico, do estado de saúde e de doença, torna o médico a única autoridade (profissional) para legitimar uma pessoa num estado de doente, atribuindo seus direitos e deveres como paciente. Toda outra forma de manifestação que não entra num quadro racional-legal não recebe a legitimidade médica. Por isso, toda sintomatologia excluída do campo médico racional-legal caminha em direção às medicinas populares e paralelas, relegadas à marginalidade e consideradas muitas vezes como exercício ilegal da Medicina. As patologias e as disfunções do corpo tornam-se matéria unicamente de um trabalho de natureza profissional (bio)médica, excluindo o discurso religioso e o de outras racionalidades médicas.

A medicina ocidental moderna insere-se, portanto, num paradigma de causalidade, procurando descrever e explicar os fenômenos, quando não determiná-los, com base em modelos explicativos constituídos por leis. Essa Medicina, fundamentada na Biomedicina como forma de saber erudito, assume-se como a única portadora de racionalidade e legitimadora das práticas válidas de saúde.

Entretanto, a contribuição dos estudos socioantropológicos no campo da Saúde Coletiva se dá para além do reducionismo orgânico-funcional, isto é, fisiológico, e passa a ser considerada como um equilíbrio, uma harmonia. Não se trata de esboçar um sistema explicativo das doenças e suas causas, mas, sim, de repensar as práticas de saúde como um modelo terapêutico centrado na arte de curar os doentes. Este é o ponto de partida clínico e o objeto epistemológico da prática médica, em vez da doença. A finalidade desses novos olhares sobre os doentes concentra-se na arte de curar, e não em teorizações sobre as doenças.

Nossas perguntas foram: "Por que a Biomedicina tem dificuldade em compreender a fibromialgia? Por que essas mulheres levam uma média de 7 a 8 anos (dados coletados em nossa pesquisa) do início dos sintomas ao diagnóstico de fibromialgia? Por que a dependência tão grande dos exames médicos que possibilitem 'ver' a doença como lesão anatomopatológica? E quando a doença não pode ser vista?".

O diagnóstico foi realizado por um reumatologista. Só procurei essa especialidade por indicação de uma ortodontista depois de ter uma dor forte na face. Antes, porém, passei por várias especialidades: clínica de dor, ortopedista, urologista e, claro, psiquiatra. Do início das dores (1996) até o diagnóstico de fibromialgia foram quase 10 anos. (35 anos, casada, professora, Rio de Janeiro)

Fiz todos os exames possíveis: sangue, raio X, tomografia, ressonância, ultrassom. Tem um exame que não lembro o nome, mas dava até choque. Só depois que apareceu um médico que disseram que era muito bom. Aí eu fui nele, e ele, depois de todos esses exames, me disse o que eu tinha e como eu deveria me tratar. Então eu descobri a fibromialgia há 6 anos, mas meu médico disse que faz mais ou menos 15 anos que eu estava tratando errado. (45 anos, casada, técnica administrativa, Rio de Janeiro)

Fiz vários exames e todos deram negativo. Eletroneuromiografia dos membros superiores, radiografias, cintilografia cerebral, exames de sangue e outros. Após percorrer vários médicos, fui encaminhada a um reumatologista. Ele fez o exame dos toques e todos os pontos eram sensíveis à dor. Creio que a demora do diagnóstico, antes do reumatologista, deveu-se ao total desconhecimento dos médicos sobre a síndrome da fibromialgia. (46 anos, casada, funcionária pública, São Paulo)

Deixa eu começar: bom, tudo começou há a quase 5 anos, quando comecei a sentir muitas dores em algumas partes do meu corpo, e com isso comecei a procurar médico para tentar encontrar uma solução para tantas dores que comecei a sentir. As minhas maiores queixas, no princípio, foram as dores insuportáveis que sentia na lombar, dores na região cervical e na região sacroilíaca, além de insônia, dores de cabeça insuportáveis, formigamentos, inchaços nas mãos e nos pés ao levantar, e depois de um tempo as coisas foram piorando, pois os sintomas iam aumentando. Passei a sentir dores nos joelhos, nos braços, nos punhos. Enfim, fui ao ortopedista e não encontrava nenhuma solução, pois fiz todos os tipos de exames e nada. Depois fui ao clínico geral para tentar fazer uma bateria de exames, e ele me encaminhou para um reumatologista. Foi com ele que eu conheci a fibromialgia, pois, a princípio, ele fez o exame de toque nas áreas sensíveis, ou melhor, nos pontos da doença, e foi com este toque que ele falou que provavelmente eu estava com a fibromialgia. (27 anos, solteira, engenheira, Minas Gerais)

Os médicos achavam que era estresse ou apenas dor na coluna. Fiz vários exames e nada identificava o problema. Acredito que a demora se dê pelo fato de não ter exames que comprovem a doença. (33 anos, divorciada, fisioterapeuta, Pará)

Examinemos atentamente o texto de Foucault (1963) sobre a constituição da clínica moderna e contemporânea. A nosso ver, a própria constituição da clínica impossibilita a compreensão da fibromialgia enquanto patologia, implicando confusão epistemológica e diagnóstica entre a própria

Biomedicina e o sujeito que sofre. Se a clínica moderna espacializa a doença no corpo do doente (e a fibromialgia não pode ser detectada em nenhum órgão ou tecido), então não existe fibromialgia para a Biomedicina.

O nascimento da clínica (Foucault, 1963) retoma a análise histórica do conhecimento da doença, esboçada em *História da loucura* (Foucault, 1976a) procurando estabelecer as características básicas da ruptura entre a medicina classificatória e a clínica médica moderna. A ruptura entre os dois tipos de medicinas (clássica e moderna) é central nessa obra, pois essa ruptura é estabelecida com base na análise do próprio conceito de conhecimento médico e de suas transformações, privilegiando os critérios que cada época (*episteme*) define como verdadeiros e que são explicitados por meio da análise da correlação entre o olhar e a linguagem.

A medicina clássica é uma medicina classificatória, que se elabora tendo como modelo a história natural. É a ordem taxonômica da história natural que organiza o mundo da doença, imprimindo-lhe uma ordem que neutraliza toda desordem com sua classificação sistemática e hierárquica em gênero e espécie. A doença é considerada uma essência, independente do corpo do doente.

Entretanto, Foucault nos mostrará que, nos séculos XVIII e XIX, a medicina dos sintomas pouco a pouco entrará em regressão para dissipar-se diante da medicina dos órgãos, do foco e das causas, diante de uma clínica totalmente ordenada pela Anatomia Patológica. O olhar médico se torna profundo, na medida em que deve penetrar no volume empírico constituído pelo corpo do doente, localizar a sede da doença no próprio corpo doente, determinando a lesão considerada como fenômeno primitivo com relação aos sintomas, agora fenômenos secundários. A doença está localizada no corpo e a lesão explica os sintomas. E para diagnosticar a doença, o olhar médico deve penetrar verticalmente no corpo.

É nesse deslocamento da doença, considerada como essência nosográfica, para a doença identificada com o organismo doente que reside a principal característica da transformação que deu nascimento à clínica moderna e, principalmente, à gênese da dificuldade biomédica em estabelecer rapidamente o diagnóstico de fibromialgia para mulheres que possuem dores crônicas difusas e generalizadas por todo o corpo. Para a medicina moderna, fundamentada na Anatomia (atualmente cada vez mais nas Neurociências e na Biologia Celular/Molecular), o espaço da doença é o próprio espaço do organismo. A ruptura que inaugura a medicina moderna é o deslocamento de um espaço ideal para um espaço corporal.

Perguntando às mulheres se elas já foram encaminhadas ao psiquiatra diante de seus inúmeros sintomas, muitas disseram:

Meu diagnóstico demorou muito, porque eu passei por clínicos, médico ortomolecular, cardiologistas, neurologistas, hematologista, psiquiatra e ortopedistas. Tive de ir ao psiquiatra por causa da exigência da médica da junta médica que não liberava minha licença. Ele me olhou com aquela cara de: "O que eu tenho a ver com seus sintomas?". Até que ele disse que poderia ser depressão ou estafa, mas que com a medicação dele passaria. O que não ocorreu. Os ortopedistas diziam que era normal e achavam que poderia ser artrite; porém, quando eu falava das dores musculares, eles não me davam nenhuma resposta. Eu ficava passando de um para o outro. É uma sensação horrível, pois parecia que os médicos queriam se livrar de mim por não acharem solução. (28 anos, casada, professora, Rio Grande do Norte)

Sentia muitas dores, e os médicos, como não comprovavam nada nos exames, pensavam que fosse da minha cabeça, uma dor psicológica. Por sua vez, o médico psiquiatra não diagnosticou surto, e sim, falta de equilíbrio emocional e recomendou uma terapia com psicóloga. (34 anos, casada, artesã, Rio de Janeiro)

Eu comecei a sentir muita dor em 2000. Durante a noite, eu não dormia; e durante o dia, eu sentia muita fadiga, mal-estar, dor, cansaço, sono. E sempre dor no corpo. Dor nas costas, desânimo. Eu sentia uma dor nos quadris que parecia que estavam cortando. Eu resolvi ir ao Hospital Pedro Ernesto e disse: "Doutor, sinto dor no corpo inteiro e não durmo à noite". Ele mandou eu ir para medicina nuclear, e comecei a fazer um monte de exames. Poucas pessoas conhecem a fibromialgia. Quando eu reclamo de dor, as pessoas me ignoram. Elas não sabem o que é fibromialgia. Durante um ano, eu ia em médicos, de mês em mês. Passei em todas as especialidades durante um ano. Depois disso tudo, o médico disse tudo o que eu não tinha. E sobrou a fibromialgia. Ele me passou a uma médica de fibromialgia. (52 anos, casada, manicure, Rio de Janeiro)

Essa redução biomédica à depressão ou aos fatores psicogênicos é uma característica da própria Biomedicina contemporânea, incapaz de lidar com quadros clínicos sem base anatomopatológica definida. Para Tesser (2008), a produção de saber na Biomedicina, durante o século XX, estabilizou-se em termos teóricos e metodológicos. Um dos sinais evidentes são poucos ou nenhum questionamento de padrões ouro metodológicos, como os ensaios clínicos controlados. A Biologia Molecular e a Genética tornaram-se eixos centrais de diagnose. As doenças são consideradas sinais e sintomas, manifestações de lesões, que devem ser buscadas no organismo e corrigidas por algum tipo de intervenção concreta.

Maeda, Pollak e Martins (2009) realizaram um estudo com médicos residentes de reumatologia em hospitais-escolas públicos, a fim de compreender como os residentes do segundo ano compreendiam e lidavam com o atendimento aos pacientes com fibromialgia. Os autores constaram que os pacientes esperam que o médico tenha quatro atitudes: confortar, escutar, olhar e tocar. No entanto, os médicos relatam sentirem-se entediados, impotentes e exauridos pelas exigências e demandas acentuadas dos pacientes em busca da cura.

A não crença dos médicos leva o paciente ao isolamento e provoca sofrimento diante da solidão e do sentir-se desacreditado. Frente a um exame físico com discretas ou nenhuma alteração, um exame complementar negativo e uma queixa crônica, o médico tende a subvalorizar a queixa. E é aqui que se abre o espaço para que a mulher seja considerada exagerada, hipocondríaca, histérica, chata, deprimida e melancólica.

Comecei a sentir muitas dores nos braços e nas costas, ano passado, no início de janeiro. Parece que meus ossos estão todos doloridos. As dores são intensas, nas costas, nos braços, nos punhos e nas pernas. Comecei a procurar vários médicos especialistas: clínico geral, ortopedista, e outros. Ninguém conseguia descobrir o que eu tinha. (31 anos, solteira, professora, Pará)

Meu médico ortopedista pediu vários exames e, durante uns 4 anos fiz tudo o que podia, mas direcionando a problemas ósseos, na coluna, nos joelhos, nas mãos. Fiquei por mais de 3 anos fazendo raio X da coluna, das mãos e tomando remédios para amenizar as dores, até que não obtendo resultado satisfatório fui encaminhada ao reumatologista. Então foi levantada a hipótese de ser fibromialgia. (50 anos, casada, psicopedagoga, Rio de Janeiro)

O primeiro reumatologista com quem me tratei por 6 meses fez medicação para o diagnóstico de artrite reumatoide. Após esses 6 meses de dores constantes nas pernas, essas migraram para os braços e comecei a ter muita fadiga. Procurei novo reumatologista, que iniciou a investigação em outras áreas por não acreditar em fibromialgia. Passei por infectologista, neurologista, neurocirurgião, imunologista, ortopedista, hematologista e nada. (34 anos, casada, técnica administrativa, São Paulo)

Há mais ou menos 13 anos eu sentia muitas dores no corpo. Tinha dores no corpo, ânimo para nada. Cansaço. Depressão. Ninguém descobria. (54 anos, solteira, dona de casa, Rio de Janeiro)

As mulheres com fibromialgia são consideradas, pelos médicos, como *doentes funcionais*, aqueles em quem a Medicina não foi capaz de detectar uma doença orgânica. Portanto, são aqueles que têm tendência maior a interpretar as mensagens do corpo, já que foram aprendendo ao longo dos anos a *ouvir* o corpo (Boltanski, 2004).

Hauser et al. (2009), ao realizarem uma revisão com mais de 8.000 publicações sobre fibromialgia, chegaram à conclusão de que esta deve ser considerada uma *síndrome funcional somática*, pois seus sintomas e sinais caracterizam a doença, e não uma lesão corporal identificável pelo médico.

Meus sintomas têm mais de 15 anos. Começou tudo com muita dor no corpo. Quando eu levantava de manhã, tinha muita dor nas costas. Eu pesquisei vários médicos durante 7 anos até ter o diagnóstico de fibromialgia. Muitos remédios, muitos anti-inflamatórios, muitos exames. Todos negativos. (63 anos, viúva, professora, Rio de Janeiro)

É a dor da alma. Nenhum exame detecta, mas é real. É uma dor real. (50 anos, casada, secretária, Rio de Janeiro)

Kahn (2000) acrescenta que é característica da fibromialgia não comportar nenhum sinal anatomopatológico puramente objetivo, o que produz grave problema epistemológico na Biomedicina, já que esta, cada vez mais, fundamenta-se na lesão, anatômica, molecular, genética. De um lado, há médicos e pesquisadores que estimam que é a insuficiência de nossos meios técnico-científicos de análise que não permite ainda identificar a desordem neuroendócrina ou bioquímica que está em questão. Por outro lado, há aqueles que a tratam como pura síndrome mental com base, sobretudo, na ansiedade e na depressão, ligadas às experiências anteriores de sofrimento e às diversas agressões da vida.

O que podemos reconhecer é que o paciente com fibromialgia é um doente funcional com uma lesão funcional. Zorzanelli (2009) analisa alguns elementos sócio-históricos que configuraram condições de possibilidade para o surgimento da neurastenia como categoria nosológica, na segunda metade do século XIX. A fadiga sem causa orgânica definida já era tema de preocupação médica e social desde o século XIX. Para os pesquisadores e os médicos da época, a fadiga não existia sem a influência das demandas sociais.

A fadiga era considerada ao mesmo tempo consequência e entrave da modernização. Começaram, nessa época, as discussões acadêmicas sobre o desgaste intelectual e a sobrecarga escolar ou profissional. Entretanto, havia toda uma "vontade de organicidade", segundo Zorzanelli (2009). Os estados emocionais, as alterações de humor e os desvios de comportamentos careciam de explicações críveis com base orgânica. Categorias de doenças começaram a ser usadas para explicar uma variedade de comportamentos desviantes e estigmatizados. Procuravam-se incessantemente achados fisiológicos que pudessem dar legitimidade à causalidade orgânica. A legitimidade social e científica necessitava de uma identidade somática. Era preciso ligar biologia e comportamento. Nesse sentido, o processo diagnóstico passou a assentar-se sobre os parâmetros e as diretrizes criadas em testes de laboratórios, limiares estatísticos definidores de riscos. A somaticidade das doenças era exigida para que elas fossem consideradas reais, não muito diferente da época atual com as mulheres fibromiálgicas.

O médico fez uma tomografia nas minhas costas e não deu nada, mas eu tinha dores nas costas insuportáveis. Fiz exame de sangue e também não deu nada. Eu ia ao médico, fazia todos os exames e não dava nada. Como eu ia convencer as pessoas que eu tinha um problema? As pessoas diziam: – Todo dia você está com dor! Eu perdi todo movimento das pernas. Eu urrava de dor. Eu não conseguia me mexer. Cada vez que me mexia sentia muita dor. (49 anos, viúva, empregada doméstica, Rio Janeiro)

Com o crescente prestígio da Histologia, Bioquímica, Fisiopatologia, Farmacologia e outras disciplinas científicas, acirrou-se o processo de identificação anatomopatológica de todos os problemas de saúde específicos do ser humano. As emoções e os comportamentos desviantes ou inesperados ganhavam explicações, ainda que hipotéticas, somáticas. Nesse sentido, Zorzanelli (2009) destaca o conceito de *lesão funcional*. Esse conceito nos permite compreender melhor uma doença orgânica sem causa morfológica conhecida. Dada a inexistência da lesão anatômica, como é o caso da fibromialgia, o que estaria produzindo o sintoma? O conceito de lesão funcional poderia tentar responder essa questão. Não é sem razão que a ideia de lesão funcional ganhou adeptos e passou a ser utilizada para os estudos da psicogênese dos sintomas físicos, abrindo espaço para a leitura psicanalítica no início do século XX.

Vale ressaltar que ser diagnosticada como uma pessoa com fibromialgia não se trata somente de responder à questão da identificação da dor e do sofrimento, mas, também, de encontrar um sentido e uma coerência para a cadeia de acontecimentos na vida cotidiana. Só o fato de nomear a doença já constitui uma resposta à perda de credibilidade e à invisibilidade do sofrimento. O diagnóstico é, então, percebido como uma validação da dor e da pessoa enquanto paciente. O diagnóstico permite dar aos outros uma explicação crível e aceitável das dores, da fadiga, da interrupção das atividades cotidianas e profissionais.

O que mais me impactou foi o que eu vi no dia da palestra. Eu entrei na sala e ali estavam escritos todos os sintomas da fibromialgia. Eu, naquele dia, pude perceber que nada do que eu estava sentindo era coisa da minha cabeça. Minha patroa dizia isso. Dizia que fibromialgia era coisa da minha cabeça, da mente, da imaginação. Até o médico já me disse isso. Eles diziam que eu inventava. Como que eu ia inventar uma dor que me fazia mal? E quando eu vi aquele quadro na UERJ eu fiquei com mais esperança. (49 anos, viúva, empregada doméstica, Rio de Janeiro)

Diante da dificuldade de estabelecer o diagnóstico e da falta de reconhecimento e legitimidade, acreditamos que *a fibromialgia é uma somatização de um mal-estar* gerado por causas diversas. Nesta pesquisa, procuramos relacionar o regime social de trabalho que proporciona ou, pelo menos, agrava o mal-estar, contribuindo para níveis acentuados de sofrimento que se manifestam no corpo.

Embora nossa pesquisa não tenha por fundamentação teórica a Psicossomática ou outros campos de conhecimentos que se dediquem ao estudo da somatização, vale trazer algumas informações importantes sobre esse conceito.

Coelho e Ávila (2007) realizaram uma revisão sistemática sobre o tema somatização, nas bases de dados Medline e Lilacs. A somatização é uma manifestação de conflitos, angústias e sofrimento por meio de sintomas corporais. Trata-se de uma tendência que o sujeito que sofre tem de experimentar e comunicar seu sofrimento de forma somática, isto é, por sintomas e sinais físicos que não têm uma etiologia patológica precisa. A somatização não é um termo restrito à Psiquiatria, embora seja mais comum nessa especialidade médica. Somatização é um conceito que pode apresentar-se por fenômenos clínicos variados, geralmente associados a questões emocionais, afetivas e psicológicas.

Para Lipowski (1987, 1988), a somatização *a priori* não pode ser definida como uma doença, tampouco como uma categoria de diagnóstico. Trata-se somente de um termo genérico para um conjunto de características comportamentais de pacientes que se queixam de sintomas físicos, na ausência de conclusões médicas.

Tratamento interdisciplinar para pacientes com fibromialgia

7.1 O medicamento como terapêutica dominante: controle de sintomas

Constatamos que 86,7% das mulheres pesquisadas fazem uso de algum medicamento para o tratamento de fibromialgia.[20] A utilização dos medicamentos é muito importante para o tratamento, não apenas em razão dos sintomas específicos da fibromialgia, mas, também, em virtude das comorbidades associadas.

Faço tratamento com os seguintes médicos: reumatologista, psiquiatra, ortopedista e psicóloga. Uso os seguintes medicamentos: de manhã Fluoxetina 20 miligramas e à noite Miosan, Amitriptilina e, se não conseguir dormir de jeito nenhum, um comprimido de Diazepam. Com dores mais fortes, tomo Tramal de 8 em 8 horas. Quando não dá certo, vou para o hospital e, quando encontro um médico sério, ele tenta Tramal e depois Nubain, mas, como certos médicos acham que você é uma louca que não está sentindo nada e que a dor é fruto da sua cabeça, vão te furando e tentando vários remédios até que, após algumas horas chorando de dor, eles se rendem e dão o Nubain pra ver se paro e se conseguem me mandar para casa. Perdi meu pai há pouco tempo – final de fevereiro – e como os medicamentos não estavam adiantando, pois tive duas crises sucessivas e o meu reumatologista estava de férias em março, meu ortopedista entrou com três injeções sucessivas de Diprospan e foi o que me segurou. E agora, em abril, estou entrando com novos

---

[20] Sewitch et al. (2004) constataram que 81% das mulheres com fibromialgia utilizam de três a sete medicamentos pelo menos durante 6 meses.

medicamentos prescritos pelo reumatologista. Durante 10 dias, Codaten de 12 em 12 horas, Dolamin Flex de 8 em 8 horas, depois o Codaten e o Dolamin em caso de dores mais fortes. (45 anos, solteira, atendente de call center, *Rio de Janeiro).*

Sarin (2010) afirma que 62% dos pacientes com fibromialgia têm transtornos de humor; até 80% dos pacientes, fadiga crônica; e até 85% cólon irritável. Comparando pacientes com fibromialgia aos pacientes com artrite reumatoide, a autora constata que as comorbidades são muito maiores nos pacientes com fibromialgia. A prevalência em pacientes com fibromialgia é de: 13% de transtorno bipolar (0% em pacientes com artrite reumatoide), 29% de síndrome do pânico (8% em pacientes com artrite reumatoide), 21% de fobia social (5% em pacientes com artrite reumatoide) e 6% de transtornos obsessivos compulsivos (0% em pacientes com artrite reumatoide). Vale ressaltar que essas prevalências nos pacientes com fibromialgia são superiores à prevalência da população em geral.

O tratamento medicamentoso não pode ser excluído do processo terapêutico dos pacientes com fibromialgia por sua importância não somente no controle dos sintomas, mas na ação sobre as comorbidades (Arnold, 2009; Arnold, Keck e Welge, 2000; Arnold et al., 2002, 2007; Crofford, 2005; Hauser et al., 2009; Hudson e Pope, 1989; Nishishinya et al., 2008; Perahia et al., 2006; Perrot, 2007).

No entanto, queremos ressaltar que muitas pacientes, pelo menos no início do tratamento, acreditam que os remédios irão curar a fibromialgia. Ao longo do tratamento, em geral, reduzindo uso de medicamentos, as pacientes percebem que não haverá cura e que será preciso estabelecer um conjunto de cuidados, tradicionalmente conhecidos como tratamentos não farmacológicos. Dentre eles, o exercício físico.

Quando entrevistamos as mulheres e as questionamos sobre os tratamentos que já realizaram ao longo da vida para a fibromialgia, todas são unânimes em apontar os diversos fármacos. Os medicamentos são utilizados como instrumentos para a *gestão da doença*. Não se trata de cura, mas de gerir a doença. A gestão da doença aparece, na clínica, intimamente ligada à *medicalização do sofrimento*. Ao se deparar com o sofrimento de um sujeito e constatar a incapacidade de lidar com ele, o profissional da Biomedicina medica o sofrer, o existir desse sujeito. A maioria das pacientes recebe prescrições de antidepressivos para o tratamento da fibromialgia.

Toda a medicação que me foi indicada para fibromialgia não me faz bem, por isso, não faço uso mais, apesar dos diversos sintomas, como dores generalizadas, cansaço excessivo, depressão, rigidez matinal, principalmente punhos e mãos, tonturas, agravamento dos problemas de coluna. (57 anos, divorciada, organizadora de eventos, Paraná)

Embora o medicamento seja a estratégia mais utilizada pelos médicos para tratar das pacientes com fibromialgia, aproximadamente 47% não aderem à medicação prescrita, seja intencionalmente, seja pela intensidade dos efeitos colaterais da medicação. Sendo assim, a Biomedicina tem procurado comprovar a eficácia de outros tipos de tratamentos (embora não aplicáveis, valendo-se da racionalidade científica ocidental), que possuem ação terapêutica importante. No conjunto das propostas terapêuticas não farmacológicas, as formas mais fortemente recomendadas de tratamento são exercícios aeróbios e terapia cognitivo-comportamental (Hauser et al., 2009; Köllner, et al., 2009; Sumpton e Moulin, 2008).

7.2 As práticas corporais como práticas terapêuticas

Pensar em práticas corporais de saúde implica convocar diversas disciplinas científicas e suas respectivas matrizes conceituais (e metodológicas) para compreender a relação corpo-saúde-sociedade. As iniciativas institucionais enfatizam o exercício físico como parte essencial de um estilo de vida saudável, o qual cada um deve buscar para combater o sedentarismo. Ignoram-se os fatores sociais, econômicos e políticos do país, já que grande parte da população não possui mínimas condições de subsistência, quanto mais tempo e condições financeiras para lazer e práticas corporais consideradas saudáveis.

Se por um lado é aceitável a generalização de que os exercícios físicos produzem benefícios orgânicos, por outro lado esses argumentos ratificam a responsabilização que cada sujeito tem com sua própria condição. Isso está intimamente ligado aos movimentos em prol de atividade física para a população, a partir da década de 1980, a fim de diminuir os custos econômicos que o Estado tem com a saúde. Trata-se de uma orientação comercial e individualista, pois a saúde tornou-se um comércio. A publicidade, a propaganda e o *marketing*, pelos meios de comunicação de massa, reforçaram o processo de produção de mercadorias de saúde.

Ao apreendermos sentidos que mulheres com fibromialgia produzem e compartilham durante as práticas corporais, estamos nos esforçando por uma aproximação concreta entre as Ciências Sociais e a Educação Física. Em seu livro *Corps et ame: carnets ethnographiques d'un aprrenti boxeur*, Wacquant (2002) faz um relato de uma pesquisa de campo de três anos e meio em uma academia de ginástica de negros no gueto de Chicago. Trata-se de uma explicação antropológica da disputa por supremacia, enquanto habilidade corporal no gueto negro norte-americano, baseada na observação participante.

O texto é uma aplicação da teoria de Pierre Bourdieu sobre o *habitus* enquanto conjunto de desejos, vontades e habilidades, socialmente constituídos. Se as estruturas do mundo social são incorporadas e se manifestam no corpo, assim como se a produção de conhecimento social pode ocorrer pelo corpo, então, diz Wacquant, devemos obter conhecimentos do universo social por meio de nossos corpos. Devemos, em suma, fazer não apenas *Sociologia do corpo*, como também a *Sociologia com base no corpo*, considerando-o como organismo socializado e sensório de construção social que produz coletividades e identidades.

As práticas corporais têm sido sugeridas como componentes importantes num projeto multi e interdisciplinar com finalidades terapêuticas para pessoas com fibromialgia. No plano biológico, esses programas visam regular os mecanismos endógenos de controle da dor e a concentração de neurotransmissores (como serotonina, noradrenalina e dopamina). No plano psicológico, reduzem ansiedade, depressão, angústia e morbidades psicológicas. No plano social, favorecem a autoestima, a participação social e a disposição intelectual e física. Dentre as estratégias empregadas pelos programas multidisciplinares, a atividade física é uma das mais utilizadas. Não se trata de pensar o exercício físico como indutor de analgesia, mas, sim, pensar sua relevância para o bem-estar geral dos pacientes.

O Consenso Brasileiro do Tratamento da Fibromialgia de 2010 (Heymann et al., 2010) recomenda que as pacientes com fibromialgia devem ser orientadas a realizar exercícios musculoesqueléticos pelo menos duas vezes por semana. Programas individualizados de exercícios aeróbios podem ser benéficos para algumas pacientes que devem ser orientadas a realizar exercícios aeróbios moderadamente intensos (60% a 75% da FCmáx) duas a três vezes por semana. O programa de exercícios deve ter início em um nível logo abaixo da capacidade aeróbia da paciente e progredir em frequência, duração ou intensidade assim que seu nível de condicionamento e força aumentar. A progressão dos exercícios deve ser lenta e gradual e se deve, sempre, encorajar as pacientes a dar continuidade para manter os ganhos induzidos pelos exercícios.

As aulas no projeto de extensão começam às 9h30, 11h e 15h30. São três turmas de pacientes: adaptação, transição, convivência. As alunas (ou pacientes) são orientadas a chegar dez minutos antes a fim de repousar para a aferição da pressão arterial e da frequência cardíaca. A sala é bem iluminada, arejada e não há espelhos. Tampouco há máquinas individualizantes. As alunas geralmente sentam e ficam conversando. Os estagiários e os professores as cumprimentam, mas na maioria das vezes elas mesmas, antes de se sentarem, já o fazem.

Os professores e os estagiários elaboram circuitos que serão utilizados durante a aula, pegam os equipamentos nos armários e organizam as estações, enquanto as alunas ficam sentadas e outros estagiários aferem a pressão arterial. Alguns professores – mesmo que não estejam trabalhando nesse horário – aproveitam esse período anterior à aula para conversar e colocar os papos em dia.

As aulas começam sempre com um alongamento e movimentos nas diversas articulações do corpo, a fim de preparar as alunas (fisiologicamente) para a aula. A segurança e a escolha dos exercícios são fundamentais, visto que muitas alunas possuem limitações das mais variadas para a prática de movimentos corporais. As alunas se distribuem de frente para a estagiária (ou professora), que ensina alguns exercícios de alongamento.

Após esse alongamento inicial, começa um aquecimento com passos de dança ou com movimentos aeróbios em deslocamento ou no mesmo lugar. As músicas que tocam, em geral, são bem divertidas, embora a escolha do repertório musical dependa das preferências do professor e da relação de amizade que ele apresenta com a turma. Quando esse aquecimento se dá com os passos de dança, as alunas sempre ficam rindo e se divertem. Aquelas que estão há pouco tempo no projeto parecem mais tímidas, porém, ao longo das aulas, aderem emocionalmente ao espírito do grupo. Quando o aquecimento termina, as alunas se dirigem para a mesa a fim de medir a frequência cardíaca. Existe todo um componente educativo, isto é, uma inter-relação entre as dimensões conceituais, procedimentais e atitudinais nos conteúdos utilizados nas práticas corporais, pois uma das finalidades é desenvolver a autonomia nas alunas para que possam praticar atividades físicas regulares para além da UERJ. Os professores tentam ensinar que os cuidados com o corpo devem estender-se por toda a vida, e não somente enquanto estiverem participando da proposta terapêutica desenvolvida na UERJ.

Na parte principal da aula, são realizados jogos cooperativos, jogos modificados de iniciação desportiva, danças, brincadeiras e jogos com equipamentos (bola, bastão, arco, peteca etc.). Há atividades individuais e em grupos. As atividades sempre são intercaladas com caminhadas pela sala. São atividades cuja intensidade é controlada pelos professores, pois a condução da aula deve ser segura e sempre orientada. A parte aeróbia da aula é o momento de vínculos sociais, construção de laços, ludicidade, liberdade e criatividade.

Após a atividade, todos se dirigem à mesa para medir novamente a frequência cardíaca. Quem não conseguir aferir a frequência cardíaca, o que parece raro, pois todas aprendem e possuem autonomia para isso, deverá procurar o professor ou estagiário. Durante o período de adaptação (de 0 a 6 meses), a intensidade das atividades deve estar situada entre 60% a 70% da frequência cardíaca máxima (FCmáx) prevista no teste ergométrico. Já no período de transição e convivência (de 6 a 12 meses), a intensidade das atividades deve estar situada entre 70% a 85% da FCmáx. É privilegiada a recomendação do American College of Sports Medicine (2003) com algumas adaptações quando necessário.

Algumas mulheres chegam cabisbaixas, melancólicas, deprimidas às aulas. Nesse momento, a coordenadora da equipe de fibromialgia tenta conversar e ouvi-las. Elas relatam suas dores, seu sofrimento, problemas familiares. Às vezes, ficam assistindo às práticas corporais, não participando, outras vezes conseguem inserir-se e movimentar o corpo, o que desperta o ânimo e a alegria, principalmente se tiver apoio das demais pacientes.

Após a parte aeróbia da aula, momento dionisíaco, repleto de alegrias, sorrisos e atividades cooperativas, inicia-se o treinamento de força. Este é muito importante para o tratamento de mulheres com fibromialgia, pois as limitações não se restringem à capacidade cardiovascular. Valkeine et al. (2009) constataram que mulheres com fibromialgia têm menor força nos músculos extensores dos quadris e menor força nos músculos flexores e extensores dos joelhos.

Durante o treinamento de força, um professor ou estagiário comanda os exercícios e as alunas ficam, ora sentadas, ora em pé, realizando exercícios para membros inferiores e membros superiores. As alunas são posicionadas umas ao lado das outras e ninguém fica de frente para o outro, exceto o professor principal. Esse é o momento apolíneo. É o momento de concentração, de atenção à respiração, de silêncio, de sentir o próprio corpo e experimentar os seus limites. Os professores não realizam contagens de exercícios, pois cada aluno deve ser capaz de realizá-los conforme suas possibilidades no tempo estabelecido.

O protocolo[21] adotado é:

- 1 série;

---

[21] Este protocolo dificilmente sofre modificações, pois as alunas têm muita dificuldade para memorizar os exercícios e o aprendizado torna-se mais difícil, o que inviabiliza a realização na aula de 60 minutos e em casa sozinhas. O treinamento de força inicialmente tem como carga a própria massa do segmento corporal e, gradativamente, passa-se a utilizar halteres. As alunas são orientadas para o controle postural e para a respiração adequada durante esse treinamento.

- 10 repetições máximas (RM);
- acréscimo de carga segundo percepção subjetiva do aluno;
- flexão dos joelhos (em pé);
- flexão plantar (em pé);
- flexão dos cotovelos (sentado);
- extensão dos joelhos (sentado);
- flexão horizontal dos ombros (decúbito dorsal);
- extensão dos cotovelos (decúbito dorsal);
- abdominais (3 séries de 10 a 15 RM);
- adução de quadris (decúbito lateral);
- abdução de quadris (decúbito lateral);
- extensão horizontal dos ombros (decúbito lateral).

Após a série de força, as alunas deitam nos colchões para alongamento e relaxamento final. A aula termina com a volta à calma, que pode ser uma brincadeira, um jogo de palavras, um jogo de mímica, de músicas, entre outros.

Mauss (1974), ao discutir a dádiva entre as culturas, afirma que a aliança nasce de uma expressividade coletiva e compartilhada (gestos, rituais, trocas) que envolve todos os membros do grupo, acionando, para tanto, os recursos afetivos, cognitivos, materiais e espirituais existentes na comunidade. Do mesmo modo, a construção da aliança nas práticas corporais exige que o conjunto de recursos materiais e simbólicos disponíveis circule permanentemente, envolvendo todos os participantes em ações recíprocas de doações, recebimentos e retribuições – de amor, carinho, afeto e cuidado. A dádiva nas práticas corporais consiste, portanto, num conjunto de prestações e trocas que circulam tendo como base o dar, o receber e o retribuir o cuidado que produz alianças, vínculos, reciprocidades.

Neste estudo, procuramos resgatar a categoria *dádiva* (ou *dom*) de Mauss (1974), ressaltando que a dádiva gera obrigações recíprocas, livres, espontâneas e obrigatórias ao mesmo tempo. Temos como exemplo a amizade entre mulheres com fibromialgia inseridas em práticas corporais de saúde, nas quais *buscam um tipo de terapia para seu adoecimento e acabam por produzir e partilhar novos sentidos e significados sobre o sofrimento.* A amizade entre essas mulheres contribui para que uma identidade coletiva possa ser gerada, baseando-se no cuidado e nas trocas afetivas. Não que todas as mulheres tornem-se amigas, mas foi possível observar e ouvir relatos de pacientes que estenderam a convivência para além do projeto de extensão e hoje mantêm amizades sólidas, compartilham festividades familiares comuns e até viajam juntas.

Se o mundo neoliberal em que vivemos não estimula vínculos sociais sólidos, mas apenas vínculos contratuais baseados no cidadão como consumidor, a dádiva pode, ao contrário, revelar-se como circulação gratuita entre essas mulheres, com fundamentação no cuidado do outro que padece de dores intensas.

O sistema de trocas econômicas não necessariamente gera dádivas, mas dívidas. A competição exacerbada e o individualismo favorecem a fragilidade social e emocional dessas mulheres que já se encontram adoecidas. O sistema capitalista desvaloriza o bem dado ao próximo transformando-o em mera relação utilitária de consumo. O espírito das coisas (o *hau*), descrito por Mauss (1974), é perdido na sociedade de consumo. O *hau* é desvalorizado nas relações afetivas, emocionais, comerciais, sociais, profissionais, de saúde. A dádiva deixa de ser *presente* (um dos sentidos etimológicos) para se tornar *veneno* (outro sentido etimológico da palavra dádiva).

As mulheres com fibromialgia são mulheres envenenadas e violentadas em sua existência. Sofreram violências físicas e simbólicas. São pressionadas no trabalho ou pelos maridos. Todas têm história de sofrimento, solidão, angústia e dor. A patologia do capitalismo é o individualismo e a competição, que geram solidão, abandono e desamparo. Não é difícil perceber que o adoecimento e o sofrimento se somatizam na forma de dores corporais generalizadas e difusas. O ser humano é gregário, coletivo, social por excelência. Como Émile Durkheim (2007a, 2008) afirmou em seus diversos textos, a sociedade antecede logicamente (embora não cronologicamente) o indivíduo. Essa anterioridade lógica evidencia o caráter coletivo do ser humano. Quando os laços sociais se fragmentam e a coletividade é desestimulada em prol do individualismo, o adoecimento manifesta-se como expressão da ontologia humana.

No entanto, ao se agregarem em torno de práticas corporais de saúde, estimuladas também por festas, passeios extra-UERJ, caminhadas e outras atividades, as pacientes produzem novos encontros. Estes ampliam a saúde e a vitalidade desse grupo de mulheres que, com isso, encontra mais disposição e coragem para enfrentar a *psicopatologia da vida cotidiana*. Tais encontros entre si e com a equipe profissional de saúde composta por profissionais de Educação Física aumentam a *vontade de potência* que, por sinal, é o dizer *sim* à vida. É o prazer de querer viver. Se quisermos utilizar o termo de Espinosa (2005), poderíamos dizer que esses encontros afetivos aumentam a *potência da vida* ou *potência do agir*. A vitalidade é ampliada e elas se sentem acolhidas e mais felizes.

Beal, Stuifbergen e Brown (2009) constataram, em um estudo com 198 mulheres, que o suporte social é um dos grandes pilares das práticas de saúde de mulheres com fibromialgia. As relações interpessoais geradas pelas práticas contribuem de forma importante para um estilo de vida saudável.

Percebemos, portanto, que a dádiva não se reduz aos bens materiais, mas está cada vez mais manifesta nos bens simbólicos nessas práticas corporais: afetos, emoções, acolhimento e cuidado. A própria gestualidade corporal é uma dádiva que gera vínculo e aliança. A forma de se portar corporalmente perante a colega com fibromialgia é uma forma de acolhimento e cuidado. A forma de abraçar, apertar as mãos, tocar – antes ou durante as práticas corporais – produz gradativamente vínculos. A maneira como a colega senta e oferece a escuta é um acolhimento que se transforma em dádiva, na medida em que ele circula livre e espontaneamente entre o grupo social. O acolhimento não é oferecido somente pelos professores de Educação Física e psicólogos do projeto de extensão, mas, também, pelas colegas e amigas com fibromialgia que se dispõem a receber a demanda existente uma das outras. A interação corporal face a face gradativamente gera vínculos numa relação de cuidado entre pessoas fragilizadas. Dessa forma, experiências de adoecimento são compartilhadas pelas próprias mulheres.

Com base na experiência das mulheres com fibromialgia no Tratamento Multidisciplinar para pacientes com Fibromialgia (TMF-UERJ), constatamos um núcleo de resistência que se forma, tentando resgatar a solidariedade e o sentimento de coletividade entre essas mulheres. *O cuidado caracterizado pela atenção, zelo, responsabilidade umas com as outras revela a construção de sentidos e significados que vão na contramão da lógica dominante.* A maior dádiva que essas mulheres podem fazer circular é o cuidado, atenção e carinho entre si. Circulação gratuita, livre e espontânea, mas, também, obrigatória, para que possa gerar reciprocidade e vínculo.

Os indivíduos coletivamente – inclusive inconscientemente – constroem formas de subverter a realidade opressiva na qual se encontram. Aprender a cooperar uns com os outros é fundamental nessa proposta terapêutica. As práticas corporais no TMF-UERJ procuram unir as pessoas ao redor de objetivos comuns, e cada mulher aprende diariamente a respeitar seus próprios limites.

Vale lembrar aqui o texto de Marcel Mauss, *Sociologia e Antropologia*, a respeito da morfologia social dos esquimós. Mauss argumenta que os esquimós, durante parte do ano – o verão –, quando os mares estão sem gelo, dispersam-se em pequenos grupos familiares, vivendo em tendas. Quando o gelo se forma, já não é mais possível procurar caça, de modo que passam a outra parte do ano (o inverno) em grupos maiores e mais concentrados em habitações comunais, várias famílias ocupando um mesmo cômodo, de sorte que quando as pessoas se encontram numa fase de relações sociais mais amplas, a comunidade é não apenas um grupo de famílias vivendo juntas por conveniências, mas uma nova forma de agrupamento social, em que os indivíduos se relacionam de modo diverso. Surge um novo padrão, novas leis, novos costumes e novos hábitos que são predominantemente sociais, e não apenas a soma de individualidades. Guardando as devidas proporções e o rigor conceitual, podemos afirmar que quando as mulheres com fibromialgia se agrupam em torno das práticas corporais coletivas, forma-se um grupo, e não uma soma de indivíduos. E a permanência no grupo, o apoio mútuo e a reciprocidade contribuem para a melhora da saúde.

As práticas corporais, nesse sentido, permitem relaxar, aprender, conectar-se com a essência da vida, isto é, ressignificar a existência. As mulheres são estimuladas a desenvolver a socialização, a comunicação e a liberdade. Enquanto a sociedade competitiva é individualista, estabelecendo vencedores e perdedores, as práticas corporais coletivas procuram ressaltar a participação conjunta.

Você tem de fazer algo que te dá prazer. Aqui na UERJ, eu consigo fazer as atividades físicas com prazer. Você vê gente, vê vida. (63 anos, viúva, professora, Rio de Janeiro)

Aqui as pessoas têm prazer de estarem juntas. Recebem apoio uma das outras. Há acolhimento aqui. Eu tenho me sentido melhor. Eu mudei mesmo. Eu aumentei minha qualidade de vida. (50 anos, casada, secretária, Rio de Janeiro)

O sentido é atribuído pelas ações coletivas. As ações e as interações sociais constituem o grupo social. Os sentidos conferidos às ações produzem a realidade social. Esses sentidos são sempre partilhados. O engajamento do tratamento, composto por práticas corporais, é muito importante, pois nem sempre os sintomas diminuem no tempo que o paciente deseja. Nesse sentido, um dos objetivos de um tratamento interdisciplinar é ajudar as mulheres a adquirirem autonomia corporal e continuarem engajadas em práticas corporais e outras formas de tratamento.

Suman et al. (2009) investigaram a eficácia a longo prazo de um programa de tratamento não farmacológico intensivo durante 3 semanas para mulheres com fibromialgia, incluindo exercícios aeróbios, individualmente prescritos e monitorados, e terapia comportamental cognitiva. Após 12 meses, a intensidade das dores, as áreas de dores no corpo e o número de *tender points* diminuíram significativamente, o que levou os autores concluírem que, mesmo exercícios físicos e psicoterapia breve (3 semanas) podem ser uma estratégia de enfrentamento do adoecimento, trazendo melhoras significativas para a saúde.

Souza et al. (2009) realizaram um estudo com 50 mulheres com fibromialgia e concluíram que houve melhoras significativas (quantitativas e qualitativas), a curto e a longo prazos, na capacidade funcional, aspectos físicos e sociais da saúde, qualidade de vida, percepção de saúde e vitalidade. Zanni (2009) reitera que o tratamento mais recomendado na atualidade é a psicoterapia, a farmacoterapia e os exercícios físicos. O TMF-UERJ tem por objetivo a promoção da saúde das mulheres. A saúde ideal é um equilíbrio dinâmico da saúde física, emocional, social, espiritual e intelectual. Mudanças no estilo de vida podem ser facilitadas com uma combinação de experiências de aprendizagem que aumentem a consciência, a motivação e desenvolvam habilidades, sobretudo, com a criação de oportunidades de livre acesso aos ambientes em que práticas corporais são desenvolvidas.

7.3 Saúde é relação social e afetiva

Provar que o exercício físico faz bem para a saúde é necessário, mas não suficiente. Por quê? Porque o conhecimento científico sobre exercício físico e saúde não implicam permanência nas práticas corporais. Não é questão de conhecimento racional ou de entendimento, mas de adesão socioemocional a um conjunto de práticas coletivas que contribuem para ressignificar a dor e o sofrimento.

O que grande parte das mulheres com fibromialgia está procurando ao entrar no TMF-UERJ é uma forma de aliviar o sofrimento e curar suas dores. Contudo, *o que encontram é uma possibilidade de transformar o sofrimento pelo movimento corporal coletivo*. Elas experimentam novos valores por meio da gestualidade e da consciência corporal. Por isso, podemos afirmar que saúde é relação social e afetiva. As mulheres com fibromialgia demandam acolhimento, afeto, atenção, cuidado que se combinam na relação social.

Eu sou muito de fazer amigos. Acho tão importante fazer amigos! Aqui acaba sendo meu segundo lar. E eu fiquei muito triste com a saída de muitas colegas. Isso me toca muito, porque eu sou muito sentimental. Dá um baixo-astral quando as pessoas não estão aqui. Não sei como te dizer. A minha alegria, quando tinha 10 pessoas na sala, era imensa, uma coisa que é tão importante para nós. Se Deus me deu a oportunidade de estar aqui. Aqui é a minha segunda família. As professoras são doces. Eu as amo de coração. Eu amo minhas colegas. Uma me liga e diz para eu não deixar de ir. As mais velhas ajudam as mais novas.

Trato-as como filhas. Tenho amigas aqui com 30 anos, idade da minha filha. Eu perguntei à professora quanto tempo que eu posso ficar aqui. Ela disse o tempo que eu quiser. Eu disse: "– Que coisa boa!". Fiquei igual criança. (56 anos, casada, dona de casa, Rio de Janeiro)

Eu não sabia desse projeto, não. Uma pessoa da fisioterapia lá no meu trabalho me indicou aqui. Um dia me ligaram, e eu vim a uma reunião. Foi em 2007. Foi em 8 de dezembro de 2007. Eu disse para a professora aqui: "Me chama logo, pelo amor de Deus!". Então, em janeiro eu vim para outra entrevista, e em março começou o projeto. Eu gostei sempre. Nunca me atrapalhou em nada. Gostei de tudo. Aquilo me dava forças. Eu vendo os outros caminhando. Eu vendo todo mundo fazendo os exercícios. A força de vontade surgia. Aquilo é um incentivo muito bom. Os professores me orientam para eu ir no meu ritmo. Gosto muito da questão coletiva. É isso que nos dá entusiasmo. Os exercícios, as danças têm de ser em grupo. Isso me ajuda. O projeto é minha vida. Fico alegre. Fico feliz. Cada dia, um é estagiário novo que nos recebe. Não tenho queixa de nada aqui. Todos os estagiários e os professores são muito bons. (62 anos, divorciada, policial civil, Rio de Janeiro)

Fiz muitas amizades. Cheguei a pagar passagem e a pagar almoço para colegas que não tinham condições financeiras. Procurei contribuir com minha experiência e aprender com as colegas. Fiz grandes amizades aqui dentro. (63 anos, viúva, professora, Rio de Janeiro)

Street, James e Cutt (2007) relatam que atividades físicas recreativas regulares contribuem para a saúde mental das pessoas. As que participam de atividades recreativas e de lazer gozam de melhor saúde mental. A redução da ansiedade e da depressão está associada às atividades recreativas e prazerosas. Além disso, os autores afirmam que os benefícios não se reduzem aos praticantes, mas se estendem para as pessoas envolvidas indiretamente nas atividades, como familiares. É o que podemos perceber no grupo de mulheres com fibromialgia. Elas tornam-se mais dispostas para encarar a vida com suas vicissitudes e aprendem a lidar melhor com o sofrimento. Tornam-se mais alegres e motivadas diante das atividades recreativas e cooperativas realizadas no TMF-UERJ. Os professores e os estagiários, por conseguinte, contagiam-se com a alegria coletiva e aderem emocionalmente ao clima, à aura ali manifesta.

Esse projeto me ajudou muito. Para você ter uma ideia, eu tinha quase 100 quilos. Eu não sentava direito, eu não me movimentava direito, eu não falava direito. Eu me perdia aqui dentro da UERJ. Meu vizinho me viu e disse que eu estava muito bem. Perguntou o que eu estava fazendo, porque ele tinha me visto muito mal antes. Esse projeto simplesmente me refez. Tirou uma pessoa e colocou outra. Sou outra pessoa. E não foi uma coisa devagarzinho, não. Foi uma coisa muito forte. Eu voltei a falar, a respirar. A dor era tanta que eu não conseguia respirar direito. Eu começava a pensar nas pessoas, e isso me deu força para vir. Hoje, eu costuro. Eu não conseguia nem mexer as mãos. Essa blusa aqui, fui eu que fiz. Eu to me encontrando novamente. (49 anos, viúva, empregada doméstica, Rio de Janeiro)

O acolhimento dos profissionais é muito bom. Eu era descrente quando cheguei aqui. Aqui você vê que tem pessoas interessadas na sua melhora. Isso fez minha autoestima subir muito. O acolhimento é muito bom. Você conversa com um, conversa com outro. Todos falam a mesma língua. Você se fortalece no grupo. (58 anos, casada, cozinheira, Rio de Janeiro)

Estou aqui há 10 anos. O projeto me ajudou muito. O dia que eu não venho aqui, pode ter certeza de que não me sinto bem. O que mais me ajudou foi o grupo. Me deixa mais pra cima, mais alegre, mais animada. Quando eu não venho, me sinto incompleta. Aqui é um aconchego. Sempre alguém cuidando de você. As pessoas te ajudam. (54 anos, solteira, dona de casa, Rio de Janeiro)

Paluska e Schwenk (2000) também afirmam que a atividade física pode desempenhar papel importante no controle da ansiedade, da depressão e da síndrome do pânico. Exercícios aeróbios e treinamento de força reduzem significativamente os sintomas dessas doenças. Por isso, as pacientes são orientadas a se engajar em atividades físicas semelhantes em outros locais. Os estudos biomédicos propõem inúmeros mecanismos psicológicos e fisiológicos distintos para explicar os benefícios da atividade física na saúde mental. No entanto, não há explicação definitiva. O que percebemos é que, nesses momentos de alegria, elas podem *resgatar a autoestima, o desejo de viver e de enfrentar o sofrimento*. Novos sentidos são produzidos compartilhando de experiências verbais e corporais entre as mulheres com fibromialgia. Sendo assim, a saúde é estar junto com as amigas, aprendendo que é possível retomar o desejo de viver.

É bom ver que todo mundo passa pelas mesmas coisas. Todo mundo sente dor, tem depressão. Um dia, um está melhor, outro dia está pior. Essa convivência está sendo ótima. Você não fica curada, mas a convivência está me fazendo muito bem. E as pessoas percebem. Meu reumatologista ficou espantado com a minha melhora. Até fez piada comigo. Minha terapeuta também se espantou dizendo que eu estava muito melhor. (45 anos, solteira, atendente de call center*, Rio de Janeiro)*

Eu carregava essa doença durante anos, e ninguém descobria. Essa maldita fibromialgia. Eu cheguei aqui com muitas dores. Dores na coluna, nos joelhos, os pés como uma brasa. O projeto aqui me ajudou muito. Em tudo mesmo. Até na alegria de viver. As aulas me animam muito. (56 anos, casada, professora, Rio de Janeiro)

Esse projeto? Foi maravilhoso. Gostei de tudo. Levo 2 horas da minha casa até aqui. O exercício, as amizades, conhecer gente nova. Isso que me faz estar aqui. (56 anos, casada, dona de casa, Rio de Janeiro)

Uma das mulheres relatava para mim – durante a observação etnográfica – que acordara 4 horas da manhã para ir ao posto de saúde público para acupuntura e que estava com muitas dores no corpo, nos dedos das mãos, nos braços e nas pernas. Ela veio ao TMF-UERJ, mas não participou das práticas com as demais alunas. Perguntei por que ela não ficou em casa descansando, e sua resposta foi que queria encontrar as amigas do grupo e que iriam almoçar juntas. Outra aluna que, nos últimos dias, estava chorando muito nas aulas e reclamando de dores intensas, relatou que estava muito feliz com esse projeto de extensão, porque as pessoas lhe dão atenção e que se sente muito feliz quando alguém telefona para saber se ela está melhor de saúde.

Aqui você tem um acolhimento que não tem em outro lugar. É um ambiente acolhedor, mas sério e competente. As pessoas e os profissionais te telefonam quando você falta ou está mal. (33 anos, casada, professora, Rio de Janeiro)

O médico me disse para eu procurar o projeto da UERJ. As pessoas que chegam aqui mudam completamente. Elas estão maravilhosas. Os exercícios e a terapia ajudaram muito. Pessoas, agora, alegres e felizes. Esse tratamento me ajudou muito. As relações humanas são a fonte mais rica que podemos ter. Conviver com essas minhas amigas aqui é muito bom, nossa! O social é muito mais rico que o exercício para mim. Eu estou aqui no projeto, mas há um mês sem fazer exercício. Às vezes, eu nem faço aula. (61 anos, casada, professora, Rio de Janeiro)

Uma das pacientes, ao chegar ao projeto de extensão, estava com muitos hematomas no corpo, em virtude de violência doméstica. Foi agredida pelo filho a ponto de ter de utilizar colete cervical em virtude das lesões corporais geradas. Hoje, ela relata como melhorou e como está feliz em participar do projeto de extensão, destacando a importância do apoio social que lhe foi concedido no projeto. Outras mulheres, que já tentaram suicídio ou o planejavam, também relatam como o projeto de extensão pode proporcionar acolhimento quando se encontravam sem esperanças e com grande vazio na alma.

7.4 Saúde é autoconhecimento

Sabe-se que muitas pessoas estão alienadas de seu próprio corpo. A participação em práticas corporais permite que as pacientes possam olhar para o próprio corpo, adotar hábitos de autocuidado, respeitando as possibilidades e limites próprios.

A gente aprende a fazer as coisas aos poucos, a respeitar nossos limites, a se conhecer, a não ultrapassar o limite, a fazer o que é possível. Eu nunca tinha tempo para isso ou aquilo. Hoje, eu já penso em mim. Já penso em meu cuidar. A gente percebe que é capaz de fazer muitas coisas ainda. (56 anos, casada, dona de casa, Rio de Janeiro)

Você aprende que não pode consertar tudo. Tem que ter limites. As coisas que eu fazia já faço poucas vezes. Com menor frequência. Com menos preocupação. (54 anos, solteira, dona de casa, Rio de Janeiro)

Um tratamento interdisciplinar procura ensinar as pacientes a se apropriarem do próprio corpo por meio da experimentação. Nesse sentido, as atividades físicas realizadas não são técnicas/instrumentos, mas práticas corporais de saúde com uma dinâmica vital singular.

Você aprende o seu limite. Aprende a não querer mais agradar a todo mundo. Você aprende a reajustar sua vida. (58 anos, casada, cozinheira, Rio de Janeiro)

Estou aqui há 3 anos, e crise de fibromialgia não tive mais. Aquelas crises de ficar 1 mês em casa sem vontade de fazer nada, não tive mais. Isso alavancou a minha vida. Essa questão de olhar para o corpo, cuidar mais de mim. Aprendi a desacelerar. A conhecer os limites do meu corpo. (50 anos, casada, secretária, Rio de Janeiro)

A fibromialgia são as dores do mundo. Quando começamos a enxergá-la dessa forma, sabemos que temos de mudar muitas coisas em nossas vidas. Fazer uma verdadeira restauração dentro e fora de nós. É como se você fosse fazer uma faxina em seu armário. No princípio, é muito doloroso, você enxergar a você mesma, como se fosse um espelho da alma. Com certeza, o projeto da UERJ foi um divisor de águas para mim. Nos ajudam a nos conhecer melhor. A olhar para dentro de si. (50 anos, casada, dona de casa, Rio de Janeiro)

Essas práticas corporais são práticas de saúde que qualificam os encontros. Estimulam o autoconhecimento corporal e a reconexão do sujeito consigo, prejudicada pelo sofrimento ao longo da vida.

Faz 23 anos que estou assim. Eu cheguei aqui muito doente. Agora estou bem melhor. Fui me desligando das coisas em casa. Fazia tudo correndo. Fui me desligando do meu marido. Me preocupava muito com ele. Aprendi a fazer as coisas aos poucos na minha casa. Hoje eu cuido mais de mim. Cuidava de todo mundo, menos de mim. Hoje aprendi a olhar mais para mim. (58 anos, casada, faxineira, Rio de Janeiro)

Eu não sabia lidar com a fibromialgia. Eu sei que não tem cura, mas queria saber lidar com isso. E hoje aprendi. Eu coloquei toda a minha esperança aqui. Quando perguntaram minha expectativa, eu disse logo que não queria cura, mas aprender a lidar com a fibromialgia. Eu sabia que precisava de mudanças, ser menos resistente, mesmo sabendo que não haveria cura. No início, tinha muitas dificuldades, muitas dores. Depois que eu comecei aqui, nossa, melhorou muito mesmo. Estou muito bem mesmo! Quando eu cheguei aqui, estava 2 meses em crise. Era um problema atrás do outro. E quando comecei esse tratamento, nossa, mudou muito! (40 anos, solteira, veterinária, Rio de Janeiro)

Hoje, quando estou com dor, faço meus exercícios de relaxamento. Mas só adquiri essa consciência quando cheguei aqui. (61 anos, casada, professora, Rio de Janeiro)

A saúde pode ser considerada como autoconhecimento, porque se traduz como *experiência pedagógica*, utilizando a expressão de Faria Júnior (1999). A atividade física regular subentende informações quanto ao aprendizado e ao desempenho. Essas informações ajudam as pessoas a desenvolverem atitudes e habilidades que contribuam para aprimorar e manter seu nível de saúde. As informações devem capacitar os indivíduos e a sociedade, a fim de adotarem estilos de vida saudáveis. A adoção de estilo de vida saudável é recomendada para toda a população, e não apenas para grupos *especiais*. A adoção de estilo de vida saudável leva em consideração a alimentação, a habitação, a renda, o transporte, entre outros. As pessoas aprendem que o corpo é preparado por meio de atividades físicas planejadas, orientadas e regularmente praticadas.

Quando comecei aqui no projeto, me empolguei muito. Você podia dividir com as pessoas o mesmo problema. No trabalho, ninguém entendia o que era fibromialgia e nossos sintomas. A gente não sabe nada. Não tem informações. E aqui, aprendemos muito. Conhecemos o que é a fibromialgia. Descobrimos que homens também têm fibromialgia. Descobri que meninas novas com até 18 anos podem ter fibromialgia. Fui descobrindo muita coisa nesse grupo, sobre alimentação, saúde... A gente divide as experiências e aprende. Você percebe que tem coisas que você tem, mas os outros também têm. Você acha que está fora do mundo quando descobre a doença. E quando chega num grupo como esse, você aprende. (35 anos, divorciada, cozinheira, Rio de Janeiro)

Eu não acreditava na UERJ, serviço público! Aí fui chamada aqui. Tive de virar minha vida do avesso para fazer esse tratamento. E desde que comecei aqui, estou há mais de 6 meses sem ter nenhuma crise. Fui melhorando. Uma das coisas que mais gostei aqui é que você aprende a ter um tempo para você. Eles te ensinam a separar um tempo da sua vida específico para cuidar de você mesma. Isso foi fundamental para mim aqui na UERJ. E foi ótimo. (33 anos, casada, professora, Rio de Janeiro)

Fibromialgia e acompanhamento psicológico

É comum encontrar na literatura questionamentos sobre a natureza psicopatológica da fibromialgia. A fibromialgia é depressão? É ansiedade? É psicopatologia? Possui etiologia psicogênica? Essas perguntas são recorrentes e causam dúvidas para aqueles que desconhecem a fibromialgia enquanto síndrome reumática. Hudson e Pope (1989) procuram questionar se a psicopatologia nos pacientes é um efeito da fibromialgia, se a fibromialgia é um efeito da psicopatologia, ou se a fibromialgia e a psicopatologia são distintas, mas causadas por uma anormalidade comum idiopática. Kirmayer, Robbins e Kapusta (1988) afirmam que pacientes com fibromialgia relatam mais sintomas somáticos de origem desconhecida, embora não se possa afirmar que a fibromialgia seja uma depressão somatizada.

A abordagem psicoterápica utilizada no projeto de extensão é a *psicologia transpessoal* aliada a técnicas da terapia cognitivo-comportamental. O trabalho é predominantemente em grupo, a fim de fortalecer os vínculos afetivos precários na estrutura emocional dessas mulheres. Um dos focos é trabalhar o empoderamento dessas pessoas para que possam retomar suas vidas e suas atividades laborais de forma autônoma. Busca-se, também, ampliar a capacidade de dizer *não*, assim como a aceitação de limites.

A psicoterapia, segundo as pacientes, ajuda a lidar melhor com a resistência da família em não reconhecer a fibromialgia enquanto doença que traz grande sofrimento. Queremos ressaltar, nesta obra, que a relação entre as pacientes e a família é complicada em razão de a família reiterar o discurso biomédico de não compreensão de uma doença que não tem exame comprobatório, nem cura. Identificamos que os familiares explicitam sua não aceitação da doença pouco compreendida e sem cura aparente.

Parece que ninguém acredita. É horrível. (47 anos, casada, cabeleireira, São Paulo)

Ninguém acredita numa dor que não se vê. (53 anos, divorciada, autônoma, Rio de Janeiro)

Essas dores são infernais e, para compensar, nem sempre minha família compreende. Às vezes, parece que acham que estou inventando doença. Não adianta querer que as pessoas entendam nossa dor, nem a gente entende. (43 anos, casada, engenheira, Rio de Janeiro)

Minha família pensa que é apenas um dor muscular por causa do excesso de peso, sedentarismo. Sou desacreditada, talvez pelo fato de meu marido ter operado hérnia de disco duas vezes e comparar sua dor na coluna com a minha. (50 anos, casada, psicopedagoga, Rio de Janeiro)

Trabalhar o tema família e a fibromialgia decorre de nosso interesse de compreender como é a vida cotidiana da mulher fibromiálgica e da convivência familiar com a doença. Sabemos, também, que a ocorrência de uma doença crônica ativa muitos questionamentos e respostas nos familiares. Estes apresentam demandas das mais variadas, dentre elas, a dificuldade para lidar com as situações de dores difusas, a culpa por não conseguir ver saída para os sintomas, o isolamento social e profissional, as dificuldades para realizar tarefas cotidianas. A expectativa de cura é frustrada, principalmente, pelo desconhecimento e pela descrença do adoecimento. A família constitui-se como meio social singular e fundamental para o cuidado da mulher com fibromialgia. No entanto, ao incorporar o discurso biomédico de ceticismo em relação à fibromialgia, todo processo terapêutico é comprometido, na medida em que a ação familiar deixa de estar orientada para a ação do cuidar.

Me chamam de preguiçosa. Não respeitam minhas dores, meus cansaços e minhas limitações. Ainda é bem complicado, quase não falo mais que estou com dores, chegando a escondê-las. (30 anos, casada, professora, Rio de Janeiro)

Ninguém aceita que você tem fibromialgia, porque elas não enxergam a doença. Só você que sente e sabe a dor. Acham que é manha, que a gente não tem nada. (54 anos, solteira, dona de casa, Rio de Janeiro)

Nosso esforço foi o de apreender as representações familiares a respeito do processo de saúde-doença das mulheres com fibromialgia, pelo discurso dessas mulheres sobre seu meio familiar. Wernet e Ângelo (2003) ressaltam que a família pode ser provedora de bem-estar e exercer o cuidado. Será que é isso que ocorre nas famílias compostas por pacientes com fibromialgia?

Tenho fibromialgia e sinto que os meus familiares não me entendem. Sinto-me muito desapoiada e incompreendida, não sei o que fazer para que entendam como me sinto e por que não consigo fazer certas coisas. (40 anos, casada, funcionária pública, Rio de Janeiro)

A única pessoa que me entende é o meu médico. A minha família diz que me vê bem, não aceita que eu tenha fibromialgia. Isso é o que mais me dói, não ser compreendida pelos próprios familiares. (45 anos, solteira, professora, Rio de Janeiro)

Pensam que é frescura, pois, se a minha aparência é boa, eu não tenho nada. (45 anos, solteira, atendente de call center, Rio de Janeiro)

De acordo com os três últimos relatos, as mulheres afirmam que suas famílias não compreendem a condição de adoecimento na qual elas se encontram. Muito pior que ser desacreditada pelos colegas, amigos e companheiros(as) de trabalho, é ser desacreditada pela própria família, que deveria ser o núcleo de cuidado e atenção. Há, segundo essas mulheres, um ceticismo generalizado dentro do próprio lar. Quando casadas, é frequente os cônjuges não respeitarem o sofrimento e considerarem sua enfermidade como frescura. Isso está relacionado à dificuldade dos familiares de vivenciar a doença crônica da mãe ou filha.

Desacreditada, acham que é tudo da minha cabeça. (26 anos, solteira, professora, Rio de Janeiro)

Tem horas que meu marido acha que é preguiça ou que estou inventando. Já meus filhos de 8 e 11 anos me cobram muito por eu não brincar de esconde-esconde, correr, jogar bola etc. (41 anos, casada, advogada, Paraíba)

Todos dizem que sou fresca, preguiçosa, com mania de doença. O pior de tudo é você ser taxada de preguiçosa, pois, depois que fiz vários exames de sangue, urina, tomografia, um exame nos braços, do qual eu nem me lembro mais o nome, e passar por vários especialistas, ninguém acredita quando eu falo em dor. Minha mãe sempre diz para eu ir ao psiquiatra. (26 anos, casada, dona de casa, Minas Gerais)

Ninguém se motivou a pesquisar sobre a doença, e às vezes eles insistem em dizer que é emocional ou que é espiritual... blá-blá-blá... (35 anos, casada, professora, Rio de Janeiro)

Quando se descobre que a mulher tem fibromialgia, os familiares não sabem o que é a doença, não conhecem os tratamentos, não sabem explicar se há cura ou não. Os sentimentos de incredulidade, desespero, revolta e culpa podem surgir todos juntos, embora haja um certo alívio. O rótulo da *fibromialgia* permite acalmar os médicos, que passam a dispor de uma categoria biomédica para se comunicarem e explicarem aos pacientes (Araújo, 2006), mas, também, acalmam os pacientes que se sentem satisfeitos com a avaliação de seus sintomas como reais, e não como simulados.

Damião e Angelo (2001) afirmam que, diante de uma doença crônica no seio familiar, o investimento de tempo, energia física e emocional, assim como custos financeiros, aumentam significativamente. Muitas vezes, há um desequilíbrio nas finanças da família, gerando falta de controle da situação e desgaste do relacionamento com o próprio doente. Não é raro as mulheres com fibromialgia serem rotuladas como hipocondríacas.

Para eles, sou uma eterna hipocondríaca. Sou desacreditada e, às vezes, objeto de piadinhas. (55 anos, solteira, professora, Minas Gerais)

Muito desacreditada. Me chamam de hipocondríaca, "corpo mole", não acreditam que eu sinta tanta dor. (26 anos, solteira, professora, Rio de Janeiro)

Me acham hipocondríaca. (37 anos, casada, dona de casa, São Paulo)

Acham que sou preguiçosa, hipocondríaca. Não falo mais nada de fibromialgia com eles, simplesmente digo que está tudo bem. Já que eles não entendem o que sinto, prefiro ficar calada. (32 anos, casada, professora, Rio de Janeiro)

Meus sintomas começaram em 1994, quando eu tinha 11 anos, mas o ano do diagnóstico de fibromialgia só foi dado em 2001, quando eu tinha 18 anos. Os médicos diziam ao meu pai que eu apresentava um quadro de hipocondria. Ao procurar um ortopedista, realizei todos os raios X possíveis para descobrir a causa da dor. Não encontrando nada, o médico sugeriu diminuir o peso da mochila, a troca do colchão e do travesseiro e a mudança de postura. Porém, nada surtiu efeito. Ao procurar outros médicos, a história se repetia e, tanto os médicos, quanto a minha família, passaram a me tratar como hipocondríaca. (26 anos, solteira, estudante universitária, Minas Gerais)

Seria a mulher fibromiálgica uma hipocondríaca? Por que alguns familiares pensam isso? Precisamos começar nos perguntando o que é a hipocondria?

Fernandes (2001) realizou um trabalho associando as formas corporais do sofrimento e a hipocondria, baseando-se em um referencial teórico psicanalítico. Para a autora, o hipocondríaco se apega intensamente à descrição de seus sofrimentos e busca, na linguagem cotidiana, as palavras suscetíveis de ligá-los ao discurso médico. Utiliza-se de imagens na tentativa de tornar cada vez mais clara a descrição do que ele está sentindo. Tentativa, na maior parte das vezes, destinada ao fracasso, visto que o hipocondríaco geralmente sai da consulta médica com a impressão de que não se fez entender. O que o discurso hipocondríaco exprime é, essencialmente, uma dor e uma angústia.

Embora a teoria psicanalítica seja brilhante em suas explicações e interpretações, nossa questão não é saber se as mulheres fibromiálgicas são hipocondríacas, mas, sim, o porquê de os familiares as considerarem hipocondríacas.

Muitos pensam que é frescura, preguiça ou hipocondrismo, sou desacreditada. (54 anos, solteira, cobradora de pedágio, Rio de Janeiro)

Desacreditada, todo mundo acha que é frescura ou que sou hipocondríaca. (26 anos, solteira, professora, Rio de Janeiro)

A ansiedade pode gerar, num círculo vicioso, preocupações excessivas com saúde, auto-observação seletiva e antecipação do pior. Torres e Crepaldi (2002) nos fornecem um indicativo melhor da percepção dos familiares sobre essas mulheres. O fato de elas estarem sempre ansiosas em virtude das dores crônicas e da inexistência de cura ou de terapêuticas eficazes para o alívio da dor pode contribuir para a imagem de hipocondríacas, segundo seus familiares.

A literatura biomédica tem associado a hipocondria aos transtornos de ansiedade e aos transtornos depressivos. O hipocondríaco tem sintomas ansiosos e somáticos, sendo a associação com a depressão, em geral, secundária. Como afirmamos anteriormente, esses dados não nos ajudam a saber se as mulheres fibromiálgicas são hipocondríacas, mas o porquê de os familiares as considerarem hipocondríacas.

Essa é a pior parte da fibromialgia, pois as pessoas não veem e, por isso, não entendem a dor que sentimos e que, por causa dessas dores, somos obrigadas a deixar de fazer coisas que gostamos; mas passei por muita coisa, gente que te olhava de cara feia, quando via que eu mal conseguia andar, achavam que era mentira, apenas uma menina mimada e sem vontade para trabalhar. Até na própria família. (29 anos, solteira, analista contábil, Santa Catarina)

Eles desconhecem a doença, não se interessam em conhecê-la, tomam como exagero as minhas queixas e acreditam que as dores são frutos da minha irritabilidade e do meu mau humor. (26 anos, solteira, estudante universitária, Minas Gerais)

Sofro muito porque as pessoas que me rodeiam, principalmente minha mãe, não acreditam que tenho essa doença. Ela diz que tenho preguiça de fazer as coisas e que é tudo frescura. (31 anos, solteira, professora, Pará)

Se o paciente que tem tendência a se achar doente, supervalorizando sintomas e, até mesmo, inventando-os, mostrando-se ansioso com sua própria condição, é chamado de *hipocondríaco*, então os familiares podem fazer essa associação com as mulheres que têm fibromialgia. O sofrimento vivenciado por essas mulheres pode ser interpretado pelos familiares como uma busca exagerada por médicos e, até mesmo, um excesso de medicação. Ao fazer uma aproximação da hipocondria com o estado de saúde das fibromiálgicas, alguns familiares ratificam a crença de que estas mulheres possuem um temor infundado de padecer de uma doença grave. Se não conseguem enxergar nenhuma diferença física no corpo dessas mulheres, por que estariam doentes?

O mais comum é realmente encontrarmos níveis acentuados de depressão entre essas mulheres:

Eu chorava muito. Muito mesmo. Eu sou muito sentimental. Qualquer palavra mais dura, com maior franqueza me deixa muito para baixo. Eu só tinha vontade de ficar na cama e chorando. Eu fechava a cortina e só ficava deitada. Eu chorava muito. Eu tomo medicamento para depressão. O médico disse que iria falar como amigo, e não como médico. E que eu precisava de qualidade de vida. (56 anos, casada, dona de casa, Rio de Janeiro)

Não faço nada além do que posso e tomo analgésicos basicamente todos os dias. Tomo remédios para dormir, para me acalmar, para não sentir dor, para o estômago aguentar tantos remédios, e assim vai. Procuro viver um dia de cada vez e ser otimista para afastar a depressão, que acho que é o pior sintoma de todos e que nenhum analgésico dá jeito. (30 anos, casada, auxiliar administrativa, São Paulo).

Eu tinha depressão também. Eu chorava muito, muito, muito. Todo dia em casa eu chorava. Eu só ficava dentro do quarto. Não saía de lá. A depressão é o que eu mais detesto na fibromialgia. Como contornar a depressão? A dor você consegue contornar, mas e a depressão? (45 anos, solteira, atendente de call center, *Rio de Janeiro)*

Eu sentia muita dor. Mas eu tenho depressão desde os 21 anos. Eu chorava muito, o dia inteiro. Tinha dores localizadas no corpo, mãos inchadas. Só não me suicidei por causa dos meus filhos. Eu tomava remédios para ficar dopada mesmo. Era muita angústia, muita dor. (58 anos, casada, cozinheira, Rio de Janeiro)

Cedraschi et al. (2003) ressaltam que a frequência de distúrbios psicopatológicos é elevada nos pacientes com fibromialgia. Sintomas como ansiedade, depressão, sentimentos de impotência, fracasso, inutilidade ou culpabilidade tendem a estar presentes.

Eu tentei me matar várias vezes. Tomei porções de remédios. Até que numa madrugada eu peguei um vidro de chumbinho para tomar, mas acabei desistindo. Como seria quando minha filha e meu neto me encontrassem morta? Aí eu desisti. Eu fiquei com uma depressão profunda. "Nunca mais vou trabalhar. Nunca mais vou andar. Nunca mais vou fazer nada". Eu só pensava nisso. Que nunca mais eu iria fazer mais nada. Eu ia para o médico, chegava lá, chorava muito. Tentei três psicólogas lá fora. Mas não conseguiram me ajudar muito. (49 anos, viúva, empregada doméstica, Rio de Janeiro)

Minha depressão começou em 2003. Precisei me internar por várias vezes, como também tentei suicídio três vezes. (49 anos, divorciada, fonoaudióloga, Distrito Federal)

A interação entre a dor crônica difusa, a presença de pontos sensíveis e os problemas físicos concomitantes constitui um conjunto de elementos que implicam problemas psicológicos. Essa interação ressalta a questão da somatização, como expressão de um mal-estar psíquico-social que se manifesta pela linguagem corporal.

A mulher com fibromialgia precisa evitar a preocupação excessiva, aprendendo gradativamente a não se preocupar, a não transformar hipóteses em certezas, a eliminar os pensamentos pessimistas e deixar de querer controlar o futuro. São objetivos que elas têm em conjunto na psicoterapia no projeto de extensão. Para isso, o engajamento da família e dos amigos é fundamental na cooperação dessa ressignificação sobre a vida.

Eu acho o trabalho da psicóloga perfeito. Eu estou vendo resultado. Coisas que me deixavam completamente estressada não acontecem mais. Ela tem muita coisa para passar para a gente. Tenho muito a melhorar ainda com ela. A psicóloga me ajudou muito a não deixar disparar aquilo que desencadeava as crises. (40 anos, solteira, veterinária, Rio de Janeiro)

Na psicoterapia, aprendi que sempre me cobro demais, carrego o mundo nas costas e isso não é bom para mim; já entendi isso e aprendi a me desligar um pouco mais das coisas que não posso mudar. Com isso, não me sinto mais depressiva, aprendi a viver com alegria, mesmo que meu corpo esteja doendo; tenho mais razões para estar feliz e disposta que o contrário. Não tenho mau humor e nem me vejo como vítima. (31 anos, solteira, professora, Rio de Janeiro)

Remédio não cura fibromialgia. Não pode depender dele a vida inteira. Ele só tira da crise. A terapia eu acho que é o grande barato do tratamento. A terapeuta desperta coisas que as pessoas nem imaginam. Na terapia em grupo, nós escutamos os problemas umas das outras. Podemos nos identificar e ajudar. E isso foi fundamental para o tratamento. (61 anos, casada, professora, Rio de Janeiro)

Quando eu entrei aqui, eu estava com a ideia de me matar. E a psicóloga daqui que me ajudou. Muitas pessoas com a vida muito pior do que a minha. E a gente vai vendo e aprendendo. Foi assim que eu fui aprendendo e me aceitando. A gente vê que as coisas não acontecem só com a gente. Daí a gente olha para o lado e vê as pessoas na mesma situação. E isso vai nos ajudando a superar o problema. (50 anos, viúva, manicure, Rio de Janeiro)

Tive aquela depressão muito pesada, de ficar em posição fetal mesmo. A psicóloga aqui é maravilhosa. Ela faz um trabalho muito bom. Me ajudou muito. Ela nos ajuda a controlar a ansiedade. Psicoterapia de grupo com pessoas diferentes, de classes sociais diferentes, foi muito bom. (63 anos, viúva, professora, Rio de Janeiro)

No dia 27 de novembro de 2010, o evento anual para pacientes com fibromialgia realizado na UERJ teve por título *Fibromialgia: dor e sofrimento*, e contou com três palestrantes: uma neurologista, uma psicóloga e um professor de Educação Física (autor deste livro). Nesse evento, além de palestrante, tive a oportunidade de realizar observação etnográfica. O título da minha palestra foi *A transformação do sofrimento pelo movimento do corpo*, uma das ideias centrais deste livro. Foi apresentado às pacientes um conjunto de atividades em excesso que nos levam a abandonar o cuidado consigo. Atividades laborais, domésticas, crises conjugais e familiares são exemplos de situações cotidianas que geram sofrimento e adoecimento.

Num segundo momento, focalizamos no desejo de cura, de melhora, de saúde. O objetivo foi mostrar para as mulheres que elas precisavam se empenhar na busca por cuidado, por saúde, por qualidade de vida, e que o TMF--UERJ tem essa meta. As práticas corporais coletivas são formas de cuidado. Por conseguinte, o cuidado é relacional. Tentamos mostrar para as pacientes que algumas relações contribuem para o sofrimento, mas outras contribuem para a vitalidade.

Ao final da palestra, muitas mulheres choraram emocionadas, outras vieram fazer muitas perguntas sobre as práticas corporais. A maioria relatava que o maior entrave às práticas eram os tipos de exercícios recomendados pelos médicos. Eles sugeriam exercícios dos quais elas não gostavam. E nossa conversa foi para esclarecer que a atividade física regular prazerosa é aquela que mais contribui para a saúde. Seja dança de salão ou hidroginástica, o que importa é o prazer e o envolvimento emocional com a prática corporal. Havia cerca de 150 pessoas no auditório, incluindo pacientes e seus cônjuges.

Conclusões

O objetivo inicial da pesquisa realizada para este livro foi compreender e interpretar sentidos e significados que mulheres com fibromialgia atribuem às práticas terapêuticas corporais no TMF-UERJ. A possibilidade de generalizar os resultados obtidos está intimamente ligada à profundidade da análise teórica e conceitual, aliada ao rigor metodológico utilizado. Contudo, é preciso ficar claro que não pretendemos generalizar nossos resultados para as mulheres brasileiras com fibromialgia. Nosso estudo foi elaborado com um conjunto de mulheres com características sociais, econômicas e psicofísicas específicas, isto é, mulheres que pertencem a um certo contexto. Por isso, foi imprescindível ouvi-las. Afirmamos que os discursos das pacientes acerca da saúde e da doença narram experiências pessoais e privadas que são, no entanto, socializadas. Os depoimentos das mulheres esclarecem alguns aspectos das relações entre o indivíduo e seu grupo em contextos biográficos específicos marcados pela fibromialgia.

Gaspard (2009) afirma que a fibromialgia é um acontecimento sociopolítico e sócio-histórico. Como todas as patologias modernas, encontramos aqui uma imprecisão entre o normal e o patológico. Os médicos se mostram reticentes em legitimar e dar estatuto científico de doença à fibromialgia, mesmo com todas as consequências que podem resultar disso. A razão dessa resistência da Biomedicina se deve em primeiro lugar à característica subjetiva dos distúrbios apresentados (dor crônica, fadiga generalizada, mal-estar, distúrbios do sono).

Para muitos especialistas, como cardiologistas, neurologistas, clínicos gerais, ortopedistas, entre outros, os distúrbios presentes na fibromialgia não são estatisticamente associados aos critérios de classificação para elaboração de diagnóstico. A ausência de anomalia biológica ou anatomopatológica suscetível de explicar os sintomas impede a objetividade científica e diagnóstica. Muitas pacientes, conforme relatos em nossa pesquisa, foram chamadas de nervosas, frígidas, depressivas, preguiçosas e molengas.

Os exames laboratoriais pouco auxiliam. A ausência de marcadores bioquímicos e de alterações radiológicas contribui mais ainda para o ceticismo biomédico. A alteração que tem grande importância no diagnóstico é a dor provocada pela pressão moderada em algumas zonas corporais (*tender points*). Trata-se de uma síndrome sem lesão anatômica, sem explicação fisiopatológica comprovada. Os médicos e os pesquisadores reconhecem que o componente psicológico tem um papel importante. Uma vulnerabilidade psicológica causada pelo estresse, tensões emocionais, ansiedade e episódios depressivos estão presentes no quadro psicológico da paciente com fibromialgia. No entanto, a dor crônica, difusa e generalizada diferencia o quadro clínico da fibromialgia de outras doenças, como depressão ou síndrome da fadiga crônica.

Explicações biomédicas como *deficit* neuroquímico serotonérgico, desordem do sistema nervoso autônomo, desregulação encefálica de controle da dor, desordem central da modulação da dor, desordens no eixo diencéfalo-hipófise são comuns para tentar explicar a etiologia da fibromialgia, porém, ainda são insuficientes e muito precárias segundo a própria comunidade científica.

Segundo Gaspard (2009), não podemos negar que os tormentos pós-modernos privilegiam as experiências sensoriais e emocionais da dor. Nesse sentido, o autor sustenta a hipótese psicossomática de que a fibromialgia pode ser considerada uma *recusa social*. Mas recusa de quê?

Recusa do regime social de trabalho que se inscreve no corpo. Essa é nossa hipótese central desta obra. De certa forma, Gaspard (2009) reconhece que as mutações do mundo do trabalho contribuíram para maiores níveis de sofrimento, provocando maior inscrição de adoecimento corporal, embora o autor não trate especificamente da questão do regime social de trabalho.

As crises estruturais, simbólicas, discursivas e institucionais provocam diferentes experiências psicossensoriais, às vezes compreendidas como um último refúgio do sujeito. *A doença se constrói como uma forma de recusa*. A fibromialgia restringe fortemente as capacidades funcionais e as atividades cotidianas ou profissionais. Acreditamos que se trata de uma somatização de um mal-estar coletivo que se expressa na forma de dor. Tal mal-estar relaciona-se com o sofrimento silencioso dessas mulheres diante do excesso de exigências e tensões cotidianas, dentre elas a ordem social do trabalho caracterizada por alta exigência de produtividade e relações profissionais adoecedoras.

As mulheres do século XXI estão diante de um dilema cada vez mais acentuado: ter filhos, ter tempo para as atividades domésticas e conjugais e conciliar uma carreira profissional bem-sucedida. A realização profissional junto com a realização pessoal é difícil e motivo de insatisfação para muitas mulheres. Elas avançam no mercado de trabalho, têm mais escolaridade que os homens, mas ainda precisam lidar com a pressão interna em constituir e dar atenção para a família. Multiplicam-se o número de mulheres que, diante desse cenário complexo, utilizam ansiolíticos ou estimulantes para suportar as diversas demandas.

O que podemos afirmar é que as mulheres com fibromialgia são mulheres violentadas, não no sentido sexual do termo, mas violentadas pela vida, pela existência. São mulheres que perderam filhos de maneira trágica, que foram humilhadas durante anos pelos cônjuges, que vivenciaram experiências depressivas, que foram maltratadas em suas atividades profissionais. São mulheres que não adoeceram em razão de uma etiologia específica que poderia ser bem definida pela literatura. Pelo contrário, são mulheres que adoeceram diante de um conjunto de questões socioafetivas que se colocaram durante o seu viver. *A fibromialgia é o efeito de uma lógica de expressão patológica do corpo*, é uma manifestação corporal do sofrimento oriundo de relações opressivas.

O sofrimento diante da existência se somatiza, podendo concretizar-se em um diagnóstico de fibromialgia. Trata-se, portanto, da *somatização do mal-estar* gerado pelas precárias e dolorosas relações socioculturais existentes em torno de sua pessoa.

Muitas dessas mulheres não conseguem (ou não conseguiram em algum momento) adaptar-se às novas exigências de produtividade do mercado de trabalho e passaram a viver situações de sofrimento que se manifestam corporalmente. A subjetividade é materializada e o sofrer torna-se dor muscular. O desencantamento com a atividade profissional, diante da tensão, do estresse e da competitividade, contribui para a perda de sentidos positivos sobre o trabalhar. *A perda de sentidos relativos ao estar e agir social no mundo, sobretudo por meio do trabalho*, gera sentimentos e sensações de confinamento, limitação e insegurança nos sujeitos. Tentativas de suicídios, episódios de pânico e crises contínuas de choro acometem essas mulheres.

Tais sentimentos geram danos indiretos ou diretos à saúde. O mundo do trabalho passa a ser considerado e sentido por elas como *hostil à vida*, como um mundo sombrio a ser evitado, inclusive produzindo mal-estar e adoecimento. A instauração de uma nova forma de organização entre capital e trabalho que demanda um trabalhador mais qualificado, participativo, multifuncional, polivalente, produtivo, contribui, ao mesmo tempo, para maiores índices de adoecimento e sofrimento. Uma de nossas hipóteses de pesquisa era estabelecer uma relação contingencial entre as condições de trabalho, marcadas por forte demanda pela produtividade e pela competitividade, e as afecções na saúde. Com o nosso estudo, é possível concluir que:

- o trabalho e sua ordem social é um elemento fundamental no desenvolvimento de certas manifestações corpóreas de adoecimento;
- as mulheres sobrecarregadas com a "dupla ordem" do lar e do trabalho têm grande possibilidade de desenvolver formas de patologias centradas na dor.

Martinez (2006) afirma que a fibromialgia não é uma doença ocupacional e se posiciona contra o afastamento do trabalho. Da mesma forma, o INSS brasileiro não considera a fibromialgia como doença laboral. No entanto, o autor reconhece que a fibromialgia pode ser desencadeada pelo trabalho, principalmente quando existe um ambiente inadequado associado à insatisfação pessoal. Heymann (2006) ressalta que a dor crônica é uma das principais causas de incapacitação física para o trabalho, além de um limitante na qualidade de vida.

Conclusões

Ressalta-se que essas mulheres não buscam apenas se afastar de suas atividades profissionais, *mas estabelecer laços sociais e teias afetivas rompidas*. Uma estratégia é a elaboração de grupos constituídos em torno de práticas corporais coletivas cooperativas e solidárias que reforçam o vínculo social e o sentimento de pertencimento. Tais práticas corporais resgatam o valor dessas mulheres, revitalizando trocas afetivas baseadas no acolhimento, no cuidado e na atenção.

Aparentemente, seria contraditório tratar mulheres com fibromialgia que possuem algias intensas com práticas corporais. No entanto, o movimentar-se coletivamente recebe significação que minimiza o sofrimento e implica, consequentemente, alívio da dor e ressignificação da experiência humana. A possibilidade de agenciamento dos sujeitos nas práticas corporais nos ajuda a compreender a importância de trabalhos socioantropológicos focados na ação e na interação social. Constitui-se uma antropologia da experiência e, até mesmo, das emoções. O sofrimento se transforma pelo movimento corporal. A possibilidade de ouvir e sentir o próprio corpo ajuda essas mulheres a reconectarem-se com seus corpos e estabelecerem novas relações de cuidado.

Do mesmo modo que a sociedade tem representações coletivas que se impõem de forma coercitiva sobre os indivíduos e pelas quais os indivíduos organizam suas experiências, ela também produz sentimentos coletivos sustentados por rituais que afirmam regularmente esses sentimentos coletivos que dão unidade ao grupo social. A dor, enquanto sensação ou discurso, forma uma linguagem social entre as mulheres com fibromialgia. Essa linguagem, compartilhada ao longo da permanência no TMF-UERJ, permite a produção de laços de amizade entre as mulheres que levam à formação de identidades e sentimentos de pertencimento. A tensão entre individualidade e pertencimento coletivo, entre indivíduo e sociedade é amenizada em virtude de um *télos* comum: a prática corporal. Esta, como meio para saúde, torna-se o motivo de estar no projeto de extensão em razão desses laços sociais formados. Logo, estudar discursos e práticas corporais implica analisar como os atores sociais pensam a si próprios e aos outros, compartilhando espaços, sentimentos, sensações e identidades.

Foi possível compreender que a elaboração de grupos constituídos em torno de práticas corporais coletivas cooperativas e solidárias reforçam o vínculo social e o sentimento de pertencimento. Tais práticas corporais resgatam o valor dessas mulheres, revitalizando trocas afetivas baseadas no acolhimento, no cuidado e na atenção. Aparentemente, seria contraditório tratar mulheres com fibromialgia – que têm algias intensas – com práticas corporais. O movimentar-se coletivamente recebe significação que minimiza o sofrimento e implica consequentemente em alívio da dor e ressignificação da experiência humana.

Como esse estudo socioantropológico não é baseado em uma ciência experimental em busca de leis, não nos cabe fazer afirmações conclusivas verdadeiras sobre a fibromialgia, mas somente conclusões válidas para nosso campo de estudo e nossas questões de pesquisa. Os resultados obtidos nesta pesquisa não se direcionam em torno da generalidade ou da representatividade numérica. Não tivemos nenhum intuito de afirmar ou predizer prevalências de mulheres com fibromialgia que adoecem em decorrência do hostil regime social de trabalho, tampouco queremos estabelecer causalidades ou uma única causa para a geração de sofrimento nessas mulheres.

A generalização dos resultados que defendemos pode ser chamada de conceitual ou analítica, como argumenta Serapioni (2000). Podemos elaborar generalizações sociológicas sobre as características conceituais sem pretender generalizar em termos numéricos. Com base na sociologia weberiana, sabemos que o universo humano é infinito e incomensurável. Logo, qualquer método de pesquisa que pretenda ser explicativo é insuficiente: é necessário compreender. Mas por que compreender e não explicar o comportamento das mulheres com fibromialgia? Todo grupo social é composto de indivíduos agindo e interagindo. Daí duas categorias: ação social e relação social. Tanto a ação como a relação social têm significados. A tentativa de compreender esses significados nos levou aos sentidos que as mulheres com fibromialgia atribuem às práticas corporais de saúde realizadas no TMF-UERJ. Isso implica em que o foco da compreensão seja sempre interpretativo. A interpretação, por compreensão, dá-nos o que os métodos das Ciências Naturais não nos dão: o sentido das ações humanas.

Conclusões

Buscamos obter informações que nos permitem teorizar sobre o processo de adoecimento de mulheres com fibromialgia sem pretender saber o quanto esses processos são frequentes na sociedade. Interessa-nos tratar nossos resultados como fruto das ciências interpretativas do significado e do sentido do agir face ao adoecimento e à possibilidade de engajamento em práticas corporais coletivas.

As mulheres que participam do projeto de extensão têm algo em comum: a fibromialgia. Esta lhes dá o sentimento de destino comum, de estarem unidas em torno da mesma dor. Mediante esse sentimento de destino comum e a necessidade de enfrentar os mesmos problemas, desenvolve-se uma microcultura de mulheres com fibromialgia. Um conjunto de perspectivas e entendimentos sobre o que é a síndrome, como se deve lidar com ela e um conjunto de atividades cotidianas baseadas em cuidados de saúde são desenvolvidos.

O pertencimento a um grupo desse tipo solidifica a identidade coletiva. Como afirma Becker (1991), o ingresso num grupo organizado tem várias consequências para a *carreira* do indivíduo. As mulheres desenvolvem justificativas históricas, legais e psicológicas para a atividade ou condição em que se inserem. Assim, foi possível construir interpretações teóricas, fruto do trabalho empírico com as mulheres que participam das práticas corporais. Sem esquecer, é claro, de mencionar a importância do depoimento voluntário de mulheres de diversas cidades do Brasil, que, em vez de enfraquecer nossa abordagem metodológica, só fortaleceu a compreensão do objeto de estudo e a investigação realizada. A utilização da internet como instrumento de pesquisa é uma inovação com menos de 20 anos na literatura. Trata-se de uma técnica recente e com amplo alcance, apesar da carência de protocolos.

Uma das primeiras questões que se apresentaram durante a pesquisa foi a dificuldade do estabelecimento do diagnóstico. Tal dificuldade não é uma contingência da fibromialgia, mas histórica, pois, a partir do século XIX, articulam-se a Anatomopatologia e a prática clínica, bem como a multiplicação de saber, correlacionando lesões orgânicas e sintomas apresentados pelo doente. Foucault (1963) ressalta que, valendo-se desse contexto histórico, tornou-se possível individualizar doenças, classificar sintomas e aumentar o exercício do poder médico. O sofrimento das mulheres com fibromialgia aumenta ao longo dos anos em razão do não estabelecimento do diagnóstico diferencial e de tratamentos inócuos. Na maior parte, elas são consideradas pacientes depressivas e melancólicas.

No projeto de extensão, constatamos dois sentidos principais atribuídos pelas alunas/pacientes à saúde, valendo-se da terapêutica desenvolvida:

- saúde é relação social e afetiva;
- saúde é autoconhecimento.

O primeiro sentido diz respeito aos laços sociais e afetivos – anteriormente rompidos – que são resgatados e revitalizados quando as mulheres com fibromialgia encontram outras mulheres que compartilham seus sinais e sintomas. Pacientes que chegaram ao projeto de extensão, considerando-o a última tentativa de melhora, em estados graves de adoecimento, tiveram melhoras significativas, constatadas não somente pela equipe de profissionais da UERJ, mas principalmente por seus médicos particulares que desconhecem o projeto de extensão. O número de pacientes encaminhadas a esse projeto tem crescido, pois esses médicos, diante da melhora da saúde de suas pacientes, passam a orientar que outras procurem esse serviço.

A terapêutica utilizada na UERJ (psicoterapia, dietoterapia, práticas corporais, atividades educativas e informativas) nunca se propõe a curar as pacientes, mas, sim, a ajudá-las a resgatar algo significativo em suas vidas que em algum momento foi perdido. Os casos são variados, desde estupro a insatisfação profissional. Contudo, todos têm em comum o fato de evidenciarem a solidão afetiva em que vivem. O tratamento desenvolvido na UERJ procura ajudar a paciente a resgatar laços sociais e a conhecer o próprio ser: conhecer o corpo, senti-lo, ouvi-lo, a fim de que possam adquirir autonomia para o cuidado.

Essas mulheres se sentem cuidadas no projeto de extensão. Lá elas aprendem a revitalizar a existência; e, assim, novos padrões de relações são criados, resgatando o cuidado. O contexto das relações impulsiona o movimento corporal dotado de sentidos. Se o corpo tem uma lógica de expressão patológica, que é a fibromialgia, ele também pode se expressar com vitalidade e alegria. Dessa forma, o sentido de autoconhecimento foi destacado pela totalidade das mulheres ao afirmarem que tiveram a oportunidade de aprender mais sobre como cuidar do corpo, da saúde e de si mesmas.

Diante disso, as práticas corporais coletivas – chamadas de exercícios físicos, pela literatura biomédica – constituem-se cada vez mais como estratégia diferencial de revitalização da saúde. O caráter lúdico de algumas atividades coletivas é essencial para resgatar a alegria e a autoestima, tão minadas pela dor crônica.

Por meio de ritos existentes nas práticas corporais lúdicas, é possível assegurar um duplo papel do lúdico: sacralizar a prática das atividades, instaurando um espaço-tempo próprio; e assegurar a coesão do grupo com rituais de pertencimento. O fortalecimento da consciência coletiva durante as atividades lúdicas favorece a coesão social. Nesse sentido, os rituais de sacralização ultrapassam meras regras das atividades, mas regulam a conduta social das pacientes envolvidas, de maneira que o estar com o outro passa a ter um efeito de reforçar os sentimentos de pertencimento coletivo.

Diante disso, é preciso ressaltar que as atividades lúdicas são momentos de criação. A ludicidade tem sempre um espaço para a liberdade e a criatividade. Não há processo criativo sem um componente lúdico. A possibilidade de criar diz respeito a novos significados para o viver. Se as pessoas perderam a vontade de viver, se elas sentem um esvaziamento de sentidos em razão do sofrimento vivenciado, o momento criativo surge como a possibilidade de dar um novo sentido à existência. O lúdico aumenta a potência de agir.

Novos valores que favoreçam a expansão da vitalidade e da saúde são construídos coletivamente durante a permanência das práticas corporais, de modo que os encontros alegres proporcionam aumento da felicidade. Abre-se a possibilidade de reorganização da vida. Uma reorganização de valores e sentidos que favoreçam os encontros alegres e o afastamento das tristezas. É comum as mulheres relatarem que outrora ficavam em casa chorando, depressivas, melancólicas, com algias intensas. Depois que ingressam nas práticas corporais de saúde, relatam uma mudança significativa na maneira de encarar o adoecimento e os demais problemas da existência. Novos modos de viver se configuram, permitindo a essas mulheres uma vida menos dolorosa e mais feliz.

Práticas corporais coletivas possibilitam a construção de uma identidade de grupo baseada no cuidado, na solidariedade, na cordialidade, no acolhimento, enfim, em relações sociais e afetivas que permitem ressignificar a dor e o sofrimento. É importante ficar claro que os resultados aqui obtidos não são válidos para atividades físicas regulares individuais. A *coletividade* da prática de saúde é condição para a ressignificação do adoecimento, pois a natureza social reencontra-se diretamente com a natureza biológica do ser humano, conforme Mauss (2003b). O autor afirma que há fatos que evidenciam a ligação direta entre físico, psicológico, moral e social. Da mesma forma que sujeitos das tribos da Austrália e da Nova Zelândia morrem "por causas coletivas" (Mauss, 2003b, p. 350), *há pessoas que vivem por causas coletivas*. Não que a melhora da saúde e da qualidade de vida de mulheres com fibromialgia ocorra em razão da sugestão psicológica, mas *o caráter da coletividade propicia condições psicossociais de aumento da vitalidade*. Pequenas conquistas cotidianas e informações apreendidas no projeto de extensão permitem que essas mulheres, antes limitadas à apatia e à melancolia, possam resgatar o *desejo de viver*.

Mauss (2003b, p. 350) afirma que a consciência é "invadida por ideias e sentimentos que são totalmente de origem coletiva". Para nós, a categoria *subjetividade*, mais adequada que *consciência*, é afetada pela coletividade, isto é, pelo grupo de alunas (ou pacientes) e profissionais da área da Saúde com um propósito único: viver bem. Sentimentos de abandono, desespero, desequilíbrio emocional, tristeza, melancolia, são comuns em mulheres com fibromialgia, mas esse estudo nos permitiu compreender e inferir que *a participação assídua em práticas corporais coletivas provoca um salto na qualidade de vida com sociabilidade gerada*. Tal fato é inexistente nas mulheres com fibromialgia que entrevistamos, que não participaram do projeto de extensão ou em nenhum outro em suas cidades.

Mulheres com fibromialgia aprendem a conhecer o próprio corpo, respeitar os limites e mudar o que carece de mudanças. Não se busca a cura, mas o restabelecimento de uma vida alegre, repleta de potência de agir/existir/viver. O conjunto de práticas corporais coletivas aliado à psicoterapia pode ser considerado como estratégia não farmacológica eficaz para mulheres diagnosticadas com fibromialgia, permitindo a produção de novos sentidos para o viver com saúde, autoconhecimento, acolhimento e afeto.

Ressalta-se a necessidade de mais estudos, tanto qualitativos como quantitativos, capazes de investigar inúmeras lacunas teórico-metodológicas existentes neste livro. Nenhum pesquisador – de qualquer área do conhecimento – tem condições de nos fornecer um conhecimento completo da fibromialgia, sua etiologia e os melhores tratamentos. Contudo, cada pesquisa pode projetar luz nova sobre a questão, porque propicia abordagens inéditas, levanta novos problemas e descobre novos aspectos. Não há método superior a outro, tanto o quantitativo quanto o qualitativo podem trazer novas evidências sobre o estudo das práticas corporais de saúde para mulheres com fibromialgia.

Além disso, inúmeras questões ainda precisam ser respondidas no que diz respeito ao diagnóstico e ao tratamento de fibromialgia, ao estado civil e à escolaridade das pacientes. Até mesmo uma discussão mais densa com a legislação brasileira que não considera a fibromialgia como doença ocupacional. Cada variável investigada aumenta nosso conhecimento sobre a fibromialgia e suas manifestações.

Há necessidade de novas pesquisas, tanto no campo da Saúde Coletiva como da Educação Física, de modo que se complemente esta análise pioneira, contribuindo para o estudo da fibromialgia. Se o corpo se tornou central nas experiências contemporâneas, as queixas somáticas trouxeram novas interrogações e novas categorias médicas, como a fibromialgia. Gagnon (2005) afirma que o sofrimento é ainda mais radical que a dor, estando relacionado com violência física, psíquica, social e moral e, na maioria das vezes, escapa da linguagem. O sofrimento é a experiência de perda do sentimento comum e da possibilidade coletiva de se comunicar e interagir. E as práticas corporais, conforme pudemos compreender, permitem ressignificar esse sofrimento.

Referências

ÁLVARES, T. T.; LIMA, M. E. A. Fibromialgia – interfaces com as LER/DORT e considerações sobre sua etiologia ocupacional. *Ciênc. Saúde Coletiva*, v. 15, n. 3, p. 803-12, 2010.

ALVES, G. Trabalho, corpo e subjetividade: toyotismo e formas de precariedade no capitalismo global. *Trab. educ. saúde*, v. 3, n. 2, p. 409-28, 2005.

ALVES, P. C. A experiência da enfermidade: consideração teórica. *Cad. Saúde Públ.*, Rio de Janeiro, v. 9, n. 3, p. 263-71, jul./set. 1993.

AMERICAN COLLEGE OF RHEUMATOLOGY. The American College of Rheumatology 1990: criteria for the classification of fibromyalgia. Report of the Multicenter Criteria Committee. *Arthritis and Rheumatism*, v. 33, n. 2, p. 160-72, Feb. 1990.

AMERICAN COLLEGE OF SPORTS MEDICINE. *Diretrizes do ACSM para os testes de esforço e sua prescrição*. 6. ed. Rio de Janeiro: Guanabara Koogan, 2003.

ANDRIEU, B. Pratiques corporelles. In: ANDRIEU, B.; BOETSCH, G. (Org.). *Dictionnaire du corps*. Paris: CNRS, 2008.

ANTUNES, R. A era da informatização e a época da informalização: riqueza e miséria do trabalho no Brasil. In: ANTUNES, R. (Org.). *Riqueza e miséria do trabalho no Brasil*. São Paulo: Boitempo, 2006.

_____. *Os sentidos do trabalho*: ensaio sobre a afirmação e a negação do trabalho. São Paulo: Boitempo, 1999.

ANZENBACHER, A. *Introdução à Filosofia Ocidental*. Tradução de Antônio Celiomar Pinto de Lima. Petrópolis: Vozes, 2009.

APA – AMERICAN PSYCHIATRIC ASSOCIATION. *Diagnostic and Statistical Manual of Mental Disorders*. 4th. ed. Washington, DC: APA, 1994.

ARAÚJO, R. L. Fibromialgia: construção e realidade na formação dos médicos. *Rev. Bras. Reumatol.*, v. 46, n. 1, p. 56-60, jan./fev. 2006.

ARNOLD, L. M. Strategies for managing fibromyalgia. *Am. J. Med.*, v. 122, p. 31-43, Dec. 2009. Supplement 12.

ARNOLD, L. M.; KECK JR, P. E.; WELGE, J. A. Antidepressant treatment of fibromyalgia: a meta-analysis and review. *Psychosomatics*, v. 41, n. 2, p. 104-13, Mar./Apr. 2000.

ARNOLD, L. M. et al. A randomized, placebo-controlled, double-blind, flexible-dose study of fluoxetine in the treatment of women with fibromyalgia. *Am. J. Med.*, v. 112, n. 3, p. 191-7, 2002.

_____. Gabapentin in the treatment of fibromyalgia: a randomized, double-blind, placebo-controlled, multicenter trial. *Arthritis Rheum.*, v. 56, n. 4, p. 1336-44, Apr. 2007.

AUQUIER, L. et al. La fibromyalgie. *La revue de médecine interne*, v. 29, n. 2, p. 161-8, 2008.

BARRETO, R. G.; LEHER, R. Do discurso e das condicionalidades do Banco Mundial, a educação superior "emerge" terciária. *Rev. Bras. Educação*, v. 13, n. 39, p. 423-35, set./dez. 2008.

BEAL, C. C.; STUIFBERGEN, A. K.; BROWN, A. Predictors of a health promoting lifestyle in women with fibromyalgia syndrome. *Psychol. Health Med.*, v. 14, n. 3, p. 343-53, May 2009.

BEAUVOIR, S. *O segundo sexo*. Rio de Janeiro: Nova Fronteira, 2009.

BECKER, H. *Outsiders*: studies in the sociology of deviance. New York: Simon & Schuster, 1991.

BERBER, J. S. S.; KUPEK, E.; BERBER, S. C. Prevalência de depressão e sua relação com a qualidade de vida em pacientes com síndrome da fibromialgia. *Rev. Bras. Reumatol.*, São Paulo, v. 45, n. 2, p. 47-54, mar./abr. 2005.

BIRMAN, J. A physis da saúde coletiva. *PHYSIS: Rev. Saúde Coletiva*, Rio de Janeiro, v. 15, p. 11-6, 2005. Suplemento.

_____. Jogando com a verdade: uma leitura de Foucault. *PHYSIS: Rev. Saúde Coletiva*, Rio de Janeiro, v. 12, n. 2, p. 301-24, 2002.

BIRTANE, M. et al. The evaluation of quality of life in fibromyalgia syndrome: a comparison with rheumatoid arthritis by using SF-36 health survey. *Clin. Rheumatol.*, v. 26, n. 5, p. 671-3, May 2007.

BOBINEAU, O.; TANK-STORPER, S. *Sociologie des religions*. Paris: Armand Colin, 2007.

BOLTANSKI, L. *As classes sociais e o corpo*. 4. ed. Tradução de Regina Machado. São Paulo: Paz e Terra, 2004.

BONET, O. Saber e sentir: uma etnografia da aprendizagem da biomedicina. *PHYSIS: Rev. Saúde Coletiva*, Rio de Janeiro, v. 9, n. 1, p. 123-50, 1999.

BOURDIEU, P. *A dominação masculina*. Tradução de Maria Helena Kuhner. 2. ed. Rio de Janeiro: Bertrand Brasil, 2007.

_____. *A miséria do mundo*. Tradução de Mateus S. Soares Azevedo et al. 5. ed. Petrópolis: Vozes, 2003.

_____. *La distinction*. Paris: Minuit, 1979.

_____. *La domination masculine*. Paris: Seuil, 1998.

_____. *Le sens pratique*. Paris: Minuit, 1980.

_____. *Méditations pascaliennes*. Paris: Éditions du Seuil, 1977.

_____. *Questions de sociologie*. Paris: Minuit, 1984.

BOZON, M. *As mudanças dos comportamentos sexuais na França*: 3 inquéritos de 1970 até 2006. Rio de Janeiro: CLAM/UERJ, 2009. Trabalho apresentado no evento Mudanças Recentes nos Comportamentos Sexuais em Dois Contextos Nacionais: Brasil e França, Rio de Janeiro, maio 2009.

BRANT, L. C.; DIAS, E. C. Trabalho e sofrimento em gestores de uma empresa pública em reestruturação. *Cad. Saúde Pública*, Rio de Janeiro, v. 20, n. 4, p. 942-9, jul./ago. 2004.

BRANT, L. C.; MINAYO-GOMES, C. Da tristeza à depressão: a transformação de um mal-estar em adoecimento no trabalho. *Interface: Comunicação, Saúde e Educação*, v. 12, n. 26, p. 667-76, jul./set. 2008.

BRASIL. Instituto Nacional do Seguro Social. Ordem de Serviço INSS/DSS nº 606, de 5 de agosto de 1998. Aprova Norma Técnica sobre Distúrbios Osteomusculares Relacionados ao Trabalho – DORT. *Diário Oficial da União*, 19 ago. 1998.

BRUSCHINI, C.; PUPPIN, A. B. Trabalho de mulheres executivas no Brasil no final do século XX. *Cadernos de Pesquisa*, v. 34, n. 121, p. 105-38, jan./abr. 2004.

CANGUILHEM, G. *Le normal et le pathologique*. Paris: PUF, 1975.

CARLOTTO, M. S.; PALAZZO, L. S. Síndrome de *burnout* e fatores associados: um estudo epidemiológico com professores. *Cad. Saúde Pública*, Rio de Janeiro, v. 22, n. 5, p. 1017-26, maio 2006.

CASTEL, R. *As metamorfoses da questão social*: uma crônica do salário. Petrópolis: Vozes, 1998.

_____. *Les métamorphoses de la question sociale*: une chronique du salariat. Paris: Fayard, 1995.

CATHEBRAS, P.; LAUWERS, A.; ROUSSET, H. La fibromyalgie: une revue critique. *Annales de Médecine Interne*, Paris, v. 149, n. 7, p. 406-14, 1998.

CAVALCANTE, A. B. et al. A prevalência de fibromialgia: uma revisão de literatura. *Rev. Bras. Reumatol.*, São Paulo, v. 46, n.1, p. 40-8, jan./fev. 2006.

CEDRASCHI, C. et al. Aspects psychologiques de la fibromyalgie. *Revue du Rhumatisme*, v. 70, p. 331-6, 2003.

CELLARD, A. A análise documental. In: POUPART, J. (Org.). *A pesquisa qualitativa*: enfoques epistemológicos e metodológicos. Tradução de Ana Cristina Nasser. Petrópolis: Vozes, 2008. p. 295-316. Coleção Sociologia.

COELHO, C. L. S.; ÁVILA, L. A. Controvérsias sobre a somatização. *Rev. Psiq. Clín.*, v. 34, n. 6, p. 278-84, 2007.

CROFFORD, L. J. The relationship of fibromyalgia to neuropathic pain syndromes. *J. Rheumatol.*, v. 75, p. 41-5, 2005. Supplement.

DAMIÃO, E. B. C.; ANGELO, M. A experiência da família ao conviver com a doença crônica da criança. *Rev. Esc. Enf. USP*, São Paulo, v. 35, n. 1, p. 66-71, mar. 2001.

DEJOURS, C. *A loucura do trabalho*: estudo de psicopatologia do trabalho. São Paulo: Cortez, 1992.

DESRIAUX, F. Pièges à "com". *Santé & Travail*, n. 64, Oct. 2008a. Pourquoi le travail fait souffrir.

_____. Troubles musculo-squelettiques: à quand une prévention durable? *Santé & Travail*, n. 62, avr. 2008b.

DOUGLAS, M. *Purity and danger*: an analysis of the concepts of pollution and taboo. New York: Routledge, 1984.

DUARTE, L. F. D. A sexualidade nas ciências sociais: leitura crítica das convenções. In: PISCITELLI, A.; GREGORI, M. F.; CARRARA, S. (Org.). *Sexualidade e saberes*: convenções e fronteiras. Rio de Janeiro: Garamond, 2004. Coleção Sexualidade, Gênero e Sociedade.

DURAND, C. *Le travail enchaîne, organization du travail et domination sociale*. Paris: Éditions du Seuil, 1978.

DURET, P.; ROUSSEL, P. *Le corps et ses sociologies*. Paris: Nathan, 2003.

DURKHEIM, E. *De la division du travail social*. Paris: PUF, 2007a.

_____. *Le suicide*: etude de sociologie. Paris: PUF, 2007b.

_____. *Les formes élementaires de la vie religieuse*. 6. ed. Paris: PUF, 2008.

_____. *Les règles de la méthode sociologique*. Paris: Flammarion, 2009.

EHRENBERG, A. La fatigue d'être exceptionel. *Carnets de Santé*, n. 5010, 20 mars 2006.

ENGELS, F. *A situação da classe trabalhadora na Inglaterra*. São Paulo: Boitempo, 2008.

ESPINOSA, B. *Ética*: demonstrada à maneira dos geômetras. São Paulo: Martin Claret, 2005.

FARIA JÚNIOR, A. G. Atividade física, saúde e ambiente. In: FARIA JÚNIOR, A. G. (Org.). *Uma introdução à educação física*. Niterói: Corpus, 1999.

FERNANDES, M. H. As formas corporais do sofrimento: a imagem da hipocondria. *Rev. Latinoam. Psicopat. Fund.*, v. IV, n. 4, p. 61-80, 2001.

FERREE, M. F. Sacrifice, satisfaction and social change: employment and the family. In: SACKS, K. B.; REMY, D. *My troubles are going to have trouble with me*: everyday trials and triumphs of women workers. New Brunswick: Rutgers Univ. Press, 1984. Douglass Series on Women's Lives & the Meaning of Gender.

FERREIRA, J. *Soigner les mal-soignés*: ethnologie d'un centre de soins gratuits. Paris: L'Harmattan, 2004.

FEUERBACH, L. *A essência do cristianismo*. Petrópolis: Vozes, 2007.

FOUCAULT, M. *Arqueologia do saber*. Rio de Janeiro: Forense Universitária, 1987.

_____. *Histoire de la folie a l'age classique*. Paris: Gallimard, 1976a.

FOUCAULT, M. *Histoire de la sexualité: la volonté de savoir*, Paris: Gallimard, 1976b.

_____. *Naissance de la clinique*. Paris: PUF, 1963.

_____. *Résumé des cours (1970-1982)*. Paris: Julliard, 1989.

_____. *Surveiller et punir*: naissance de la prison. Paris: Gallimard, 1993.

FREUD, S. *Escritos sobre a psicologia do inconsciente*. Rio de Janeiro: Imago, 2004. v. 1.

GAGNON, E. Figures de la plainte: la douleur, la souffrance et la considération. *Med. Sci.*, Paris, v. 21, n. 6-7, p. 648-51, juin/juil. 2005.

GAGNON, J. H. *Uma interpretação do desejo*: ensaios sobre o estudo da sexualidade. Rio de Janeiro: Garamond, 2006.

GASPARD, J. Le corps du refus dans notre modernité: l'exemple de la fibromyalgie. In: GASPARD, J.; DOUCET, C. (Dir.). *Pratiques et usages du corps dans notre modernité*. Toulouse: Érès, 2009. Collection L'Ailleurs du Corps.

GAUDILLIÈRE, J. La fabrique moléculaire du genre: hormones sexuelles, industrie et mécidine avant la pilule. In: Löwy, I.; ROUCH, H. *La distinction entre sexe et genre*: une historie entre biologie et culture. Paris: L'Harmattan, 2003.

GOLDENBERG, D. L. Using multidisciplinary care to treat fibromyalgia. *J. Clin. Psychiatry*, v. 70, n. 5, p. e13, may. 2009.

GOLLAC, M.; VOLKOFF, S. Santé au travail: une dégradation manifeste. *Sciences Humaines*, n. 179, fev. 2007. Travail: je t'aime, je te hais.

GROOPMAN, J. Hurting all over: with so many people in so much pain, how could fibromyalgia not be a disease? *The New Yorker*, 13 nov. 2000.

GUIGOU, J. Le plaisir capitalisé. *Corps & Culture*, n. 2, 1997. Plaisirs du corps, plaisirs du sport.

HARVEY, D. *Condição pós-moderna*: uma pesquisa sobre as origens da mudança cultural. 17. ed. Tradução de Adail Ubirajara Sobral e Maria Stela Gonçalves. São Paulo: Loyola, 2008.

HAUSER, W. et al. Treatment of fibromyalgia syndrome with antidepressants. *JAMA*, v. 301, n. 2, p. 198-209, 2009.

HERDT, G. *Guardians of the flutes*: idioms of masculinity. Chicago: The University of Chicago Press, 1981. v. 1.

HEYMANN, R. E. O papel do reumatologista frente à fibromialgia e à dor crônica musculoesquelética. *Rev. Bras. Reumatol.*, v. 46, n. 1, p. 1-2, jan./fev. 2006.

HEYMANN, R. E. et al. Consenso brasileiro do tratamento da fibromialgia. *Rev. Bras. Reumatol.*, São Paulo, v. 50, n. 1, p. 56-66, jan./fev. 2010.

HOLLA, J. et al. Recreational exercises in rheumatic diseases. *Int. J. Sports Med.*, v. 30, n. 11, p. 814-20, Aug. 2009.

HUDSON, J. I.; POPE, H. G. Fibromyalgia and psychopathology: is fibromyalgia a form of "affective spectrum disorder"? *J. Rheumatol.*, v. 19, p. 15-22, nov. 1989. Supplement.

IBGE – INSTITUTO BRASILEIRO DE GEOGRAFIA E ESTATÍSTICA. *Pesquisa nacional por amostra de domicílios*. Síntese de indicadores, 2009. Rio de Janeiro: IBGE, 2010.

INGLIS, F. *Radical Earnestness*: English Social Theory: 1880-1980. Oxford: Robertson, 1982.

IRVINE, J. M. Regulated passions: the intention of inhibited sexual desire and sexual addiction. In: TERRY, J.; URLA, J. (Org.). *Deviant bodies*: critical perspectives on difference in science and popular culture. Bloomington: Indiana University Press, 1995.

JEANNEAU, L. Maladies professionnelles: les femmes plus exposées. *Alternatives Economiques*, n. 272, Sept. 2008.

JORDANOVA, L. *Sexual visions: images of gender in science and medicine between the eighteenth and twentieth centuries*. Madison: University of Wisconsin Press, 1989.

JOURNET, N. Les rites de passage. *Sciences Humaines*, n. 112, jan. 2001. Les hommes en question. Pouvoir, identité, rôles...

KAHN, M.-F. Le syndrome de fatigue chronique. Noveaux développements. *Revue du Rhumatisme*, v. 67, n. 7, p. 483-5, Sept. 2000.

KANG, X. et al. Relationship between quality of life and occupational stress among teachers. *Public Health*, v. 123, n. 11, p. 750-5, Nov. 2009.

KIRMAYER, L. J.; ROBBINS, J. M.; KAPUSTA, M. A. Somatization and depression in fibromyalgia syndrome. *Am. Journal of Psychiatry*, v. 145, n. 8, p. 950-4, Aug. 1988.

KOKOREFF, M.; RODRIGUEZ, J. Une société de l'incertitude. *Sciences Humaines*, n. 50, Sept./Oct. 2005.

KÖLLNER, V. et al. Diagnosis and therapy of fibromyalgia syndrome. *Deutsch Med. Wochenschr.*, v. 134, n. 22, p. 1163-74, May 2009.

LAQUEUR, T. W. *Inventando o sexo*: corpo e gênero dos gregos a Freud. Tradução de Vera Whately. Rio de Janeiro: Relume Dumará, 2001.

LE BRETON, D. *A sociologia do corpo*. Petrópolis: Vozes, 2006.

_____. *Anthropologie de la douleur*. Paris: Métailié, 1995.

_____. *Antropología del cuerpo y modernidad*. Buenos Aires: Nueva Vision, 2002. (Cultura y Sociedad).

LEITE, P. C.; SILVA, A.; MERIGHI, M. A. B. A mulher trabalhadora de enfermagem e os distúrbios osteomusculares relacionados ao trabalho. *Rev. Esc. Enferm. USP*, v. 41, n. 2, p. 287-97, 2007.

LÉVI-STRAUSS, C. *Estruturas elementares do parentesco*. 3. ed. Petrópolis: Vozes, 2003.

_____. *O pensamento selvagem*. Tradução de Tânia Pellegrini. 6. ed. Campinas: Papirus, 2006.

LIPOWSKI, Z. L. Somatization: the concept and its clinical application. *Am. J. Psychiatry*, v. 145, n. 11, p. 1358-68, Nov. 1988.

_____. Somatization: the experience and communication of psychological distress as somatic symptoms. *Psychother Psychosom.*, v. 47, n. 3-4, p. 160-7, 1987.

LOWY, I. Intersexe et transsexualités: Les techonologies de la médicine et la séparation du sexe biologique du sexe social. In: LOWY, I.; ROUCH, H. *La distinction entre sexe et genre*: une historie entre biologie et culture. Paris: L'Harmattan, 2003.

LOWY, I. ; ROUCH, H. Genèse et développement du genre: les sciences et les origines de la distinction entre sexe et genre. In: LOWY, I. ; ROUCH, H. *La distinction entre sexe et genre*: une historie entre biologie et culture. Paris: L'Harmattan, 2003.

LOYOLA, M. A. Sexo e sexualidade na antropologia. In: LOYOLA, M. A. (Org.). *A sexualidade nas ciências humanas*. Rio de Janeiro: EdUERJ, 1998. Coleção Saúde & Sociedade.

LUKÁCS, G. As bases ontológicas do pensamento e da atividade do homem. *Temas de Ciências Humanas*. São Paulo: Livraria Editora Ciências Humanas, 1978. v.4, p. 1-18.

LUZ, M. T. Educação física e saúde coletiva: papel estratégico da área e possibilidades quanto ao ensino na graduação e integração na rede de serviços públicos em saúde. In: FRAGA, A. B.; WACHS, F. (Org.). *Educação física e saúde coletiva*: políticas de formação e perspectivas de intervenção. Porto Alegre: UFRGS, 2007.

Luz, M.T. Fragilidade social e busca de cuidado na sociedade civil de hoje. In: Pinheiro, R.; Mattos, R. A. (Org.). *Cuidado*: as fronteiras da integralidade. 3. ed. Rio de Janeiro: CEPESC; IMS/UERJ; ABRASCO, 2006.

_____. *Natural, racional, social*: razão médica e racionalidade científica moderna. 2. ed. São Paulo: Hucitec, 2004.

_____. Notas sobre a política de produtividade em pesquisa no Brasil: consequências para a vida acadêmica, a ética no trabalho e a saúde dos trabalhadores. *Política & Sociedade: Revista de Sociologia Política,* Florianópolis, v. 7, n. 13, p. 205-28, out. 2008.

_____. *Novos saberes e práticas em saúde coletiva*: estudo sobre racionalidades médicas e atividades corporais. 2. ed. rev. São Paulo: Hucitec, 2005.

_____. O vazio nas relações sociais na cultura atual. In: Da Poian, C. (Org.). *Formas do vazio*: desafios ao sujeito contemporâneo. São Paulo: Via Lettera, 2001. p. 49-66.

_____. Ordem social do trabalho: produtividade, sofrimento e doença no capitalismo contemporâneo – uma análise sociológica. In: Seminário de Determinação Social da Saúde e Reforma Sanitária, 2010, Salvador, *Anais*... Salvador: Centro de Estudos Brasileiros de Saúde, mar. 2010.

_____. Racionalidades médicas e terapêuticas alternativas. *Cadernos de Sociologia*, Porto Alegre, v. 7, p. 109-28, 1995.

Macedo, L. E. T. et al. Estresse no trabalho e interrupção de atividades habituais, por problemas de saúde, no estudo pró-saúde. *Cad. Saúde Pública*, Rio de Janeiro, v. 23, n. 10, p. 2327-36, out. 2007.

Maeda, A. M. C.; Pollak, D. F.; Martins, M. A. V. A compreensão do residente médico em reumatologia no atendimento aos pacientes com fibromialgia. *Rev. Bras. Educ. Méd.*, v. 33, n. 3, p. 404-15, 2009.

Maffesoli, M. Société ou communauté. Tribalisme et sentiment d'appartenance. *Corps & Culture*, n. 3, 1998. Sport et lien social.

Maquet, D. et al. Fibromyalgie et performances musculaires. *Revue du Rhumatisme*, v. 69, n. 5, p. 518-25, maio 2002.

Marques, A. P. et al. Pain evaluation of patients with fibromyalgia, osteoarthritis, and low back pain. *Rev. Hosp. Clín.*, São Paulo, v. 56, n. 1, p. 5-10, jan./fev. 2001.

Martinez, J. E. Fibromialgia: o desafio do diagnóstico correto. *Rev. Bras. Reumatol.*, v. 46, n. 1, p. 1-2, jan./fev. 2006.

MARTINS, A. Novos paradigmas e saúde. *PHYSIS: Rev. Saúde Coletiva*, Rio de Janeiro, v. 9, n. 1, p. 83-112, 1999.

MARX, K. *Manuscritos econômico-filosóficos*. Tradução de Jesus Ranieri. São Paulo: Boitempo, 2004b.

_____. *O capital*. 3. ed. São Paulo: Edipro, 2008.

_____. *O capital*: crítica da economia política. Livro primeiro: o processo de produção do capital. Volume I. 22. ed. Rio de Janeiro: Civilização Brasileira, 2004a.

_____. *O capital*: crítica da economia política. Livro primeiro: o processo de produção do capital. Volume II. 20. ed. Rio de Janeiro: Civilização Brasileira, 2005.

MAUSS, M. A expressão obrigatória dos sentimentos: rituais orais funerários australianos. In: MAUSS, M. *Ensaios de sociologia*. Tradução de João Luiz Gaio e de J. Guinsburg. 2. ed. São Paulo: Perspectiva, 2005. p. 325-35. Coleção Estudos, 47.

_____. As técnicas do corpo. In: MAUSS, M. *Sociologia e antropologia*. Tradução de Paulo Neves. São Paulo: Cosac Naify, 2003a.

_____. Efeito físico no indivíduo da ideia de morte sugerida pela coletividade (Austrália, Nova Zelândia). In: MAUSS, M. *Sociologia e antropologia*. Tradução de Paulo Neves. São Paulo: Cosac Naify, 2003b.

_____. Ensaio sobre a dádiva: forma e razão da troca nas sociedades arcaicas. In: MAUSS, M. *Sociologia e antropologia*. São Paulo: EPU; Edusp, 1974.

MEAD, M. *Sexo e temperamento*. 3. ed. São Paulo: Perspectiva, 1988.

_____. *Sexo e temperamento*. 4. ed. São Paulo: Perspectiva, 2003.

MONTALI, L. Provedoras e coprovedoras: mulheres-cônjuge e mulheres-chefe de família sob a precarização do trabalho e o desemprego. *Rev. Bras. Estud. Popul.*, São Paulo, v. 23, n. 2, p. 223-45, jul./dez. 2006.

MORAES, M. C.; MÜLLER, R. G. E. P. Thompson e a pesquisa em ciências sociais. In: MÜLLER, R. G.; DUARTE, A. L (Org.). *E. P. Thompson*: política e paixão. Chapecó: Argos/Unochapecó, 2012. p. 281-325.

MOULIN, A. M. O corpo diante da medicina. In: Courbin, A; Courtine, J. J.; Vigarello, G. (Org.). *História do corpo*. Tradução e revisão de Ephraim Ferreira Alves. Petrópolis: Vozes, 2008. v. 3.

MÜLLER, R. G.; PEREIRA, L. S. Transformações no mundo do trabalho e o processo de flexibilização no Brasil: um estudo de caso. In: SEMINÁRIO NACIONAL DE SOCIOLOGIA & POLÍTICA DA UFPR: TENDÊNCIAS E DESAFIOS CONTEMPORÂNEOS, 2., *Anais...* Curitiba: Universidade Federal do Paraná, 2010.

NIETZSCHE, F. *Humano demasiado humano.* Tradução de Paulo César de Souza. São Paulo: Companhia de Letras, 2005.

NISHISHINYA, B. et al. Amitriptyline in the treatment of fibromyalgia: a systematic review of its efficacy. *Rheumatology*, v. 41, n. 12, p. 1741-6, 2008.

OKBA, M. Critique de livre. Les mains inutiles: inaptitudes au travail et emploi em Europe. Catherine Omnès et Anne-Sophie Bruno (Coord.). *Travail, genre e sociétés: la revue de Mage*, n. 13, p. 204-9, avr. 2005. (Les patronnes).

OLIVEIRA, D. A. A reestruturação do trabalho docente: precarização e flexibilização. *Educ. Soc.*, Campinas, v. 25, n. 89, p. 1127-44, set./dez. 2004.

ORTEGA, F. *O corpo incerto*: corporeidade, tecnologias médicas e cultura contemporânea. Rio de Janeiro: Garamond, 2008.

PALUSKA, S. A.; SCHWENK, T. L. Physical activity and mental health: current concepts. *Sports Medicine*, v. 29, n. 3, p. 167-80, mar. 2000.

PASTRE, E. C. et al. Work-related musculoskeletal complaints by women in a social rehabilitation center. *Cad. Saúde Pública*, Rio de Janeiro, v. 23, n. 11, p. 2605-12, nov. 2007.

PERAHIA, D. G. et al. Efficacy of duloxetine in painful symptoms: an analgesic or antidepressant effect? *Int. Clin. Psychopharmacol.*, v. 21, n. 6, p. 311-7, nov. 2006.

PERROT, S. Des médicaments pour traiter la fibromyalgie. *Revue Médicale Suisse*, Gèneve, v. 3, n. 116, p. 1575-8, 2007.

PFISTER, G. Activités physiques, santé et construction des différences de genre en Allemagne. *Clio*, n. 23, p. 45-73, 2006. Le genre du sport.

POLLAK, M. A homossexualidade masculina, ou: a felicidade no gueto? In: ARIÈS, P.; BÉJIN, A. (Org.). *Sexualidades ocidentais*: contribuições para a história e para a sociologia da sexualidade. São Paulo: Brasiliense, 1986.

_____. *Os homossexuais e a Aids*: sociologia de uma epidemia. São Paulo: Estação Liberdade, 1990.

QUEIROZ, M. S.; CANESQUI, A. M. Antropologia da medicina: uma revisão teórica. *RSP*, São Paulo, v. 20, n. 2 p. 152-64, 1986.

QUÉRUEL, N. Quand le travail malmène les femmes. *Santé & Travail*, n. 63, juil. 2008. Quand le travail malmène les femmes.

REILL, P. H. The legacy of the "scientific revolution": science and the enlightenment. In: PORTER, R. (Ed.). The Cambridge history of science: the eighteenth-century science. Cambridge: Cambridge University Press, 2003. v. 4, p. 23-43.

REIS, E. J. F. B. et al. Trabalho e distúrbios psíquicos em professores da rede municipal de Vitória da Conquista, Bahia, Brasil. *Cadernos de Saúde Pública*, Rio de Janeiro, v. 21, n. 5, p. 1480-90, out. 2005.

ROHDEN, F. A construção da diferença sexual na medicina. *Cadernos de Saúde Pública*, Rio de Janeiro, v. 19, supl. 2, p. 201-12, 2003.

_____. O império dos hormônios e a construção da diferença entre os sexos. *História, Ciências, Saúde – Manguinhos*, Rio de Janeiro, v. 15, p. 133-52, jun. 2008.

ROQUELAURE, Y. Des pathologies parfois très invalidantes. Troubles musculo-squelettiques: à quand une prévention durable? *Santé & Travail*, n. 62, avr. 2008.

ROSENBERG, C. Contested boundaries: psychiatry, disease, and diagnosis. *Perspectives in Biology and Medicine*, v. 49, n. 3, p. 407-24, 2006.

ROUSSEAU, J-J. *Du contrat social*. Paris: Flammarion, 2011.

SÁ, E. et al. A dor e o sofrimento: algumas reflexões a propósito da compreensão psicológica da fibromialgia. *Rev. Port. Psicossomática*, Porto, v. 7, n. 1-2, p. 101-13, 2005.

SALIBA, J. Le corps et les constructions symboliques. Médecine et santé: Symboliques des corps. *Socio-Anthropologie*, n. 5, 1999.

SAMPAIO, M. M. F.; MARIN, A. Precarização do trabalho docente e seus efeitos sobre as práticas curriculares. *Educ. Soc.*, Campinas, v. 25, n. 89, p. 1203-25, set./dez. 2004.

SANTOS, A. M. B. et al. Depressão e qualidade de vida em pacientes com fibromialgia. *Rev. Bras. Fisioter.*, São Carlos, v. 10, n. 3, p. 317-24, jul./set. 2006.

SANTOS, R. A. A experiência da dor crônica: subjetividade e práticas médicas. *Estudos em Saúde Coletiva*, v. 223, p. 78-81, 2007.

SANTOS, R. A. *Estratégias terapêuticas no tratamento da dor crônica*: um estudo genealógico da clínica da dor. 2009. Dissertação (Mestrado em Saúde Coletiva) – Instituto de Medicina Social, Universidade do Estado do Rio de Janeiro, Rio de Janeiro, 2009.

_____. História e evolução das clínicas de dor. In: PORTINOI, A. (Org.). *A psicologia da dor*. São Paulo: Roca, 2014. p. 65-76.

SARIN, L. Melhorias no acesso a tratamentos para fibromialgia: abordagem multidisciplinar. In: FÓRUM NACIONAL DE DEBATE SOBRE FIBROMIALGIA, 1., 2010. *Anais...* São Paulo: Unifesp, jun. 2010.

SARTI, C. A. A dor, o indivíduo e a cultura. *Saúde e Sociedade*, São Paulo, v. 10, n. 1, p. 3-13, 2001.

SBR – SOCIEDADE BRASILEIRA DE REUMATOLOGIA. *Consenso e diretrizes de fibromialgia*. São Paulo: SBR, 2004.

SENNETT, R. *A corrosão do caráter*: consequências pessoais do trabalho no novo capitalismo. 11. ed. Rio de Janeiro: Record, 2006.

SERAPIONI, M. Métodos qualitativos e quantitativos na pesquisa social em saúde: algumas estratégias para integração. *Ciênc. Saúde Coletiva*, v. 5, n. 1, p. 187-92, 2000.

SEWITCH, M. J. et al. Medication non-adherence in women with fibromyalgia. *Rheumatology*, v. 43, n. 5, p. 648-54, 24 Feb. 2004.

SIRONNEAU, J-P. *Sécularisation et religions politiques*. Paris-New York: Mouton Publishers, 1982.

SOHN, A.-M. *Sois un homme!*: construction de la masculinité au XIXe siècle. Paris: Seuil, 19 mars 2009.

SOUZA, E. R. Masculinidade e violência no Brasil: contribuições para a reflexão no campo da saúde. *Ciência & Saúde Coletiva*, v. 10, n. 1, p. 59-70, 2005.

SOUZA, J. B. et al. Promoção da saúde em pacientes com fibromialgia: avaliação qualitativa e quantitativa. *Revista DOR*, v. 10, n. 2, p. 98-105, 2009.

STRATHERN, M. *O gênero da dádiva*: problemas com as mulheres e problemas com a sociedade na Melanésia. Tradução de André Villalobos. Campinas: Editora da Unicamp, 2006.

STREET, G.; JAMES, R.; CUTT, H. The relationship between organised physical recreation and mental health. *Health Promot. J. Autr.*, v. 18, n. 3, p. 236-9, Dec. 2007.

SUMAN, A. L. et al. One-year efficacy of a 3-week intensive multidisciplinary non-pharmacological treatment program for fibromyalgia patients. *Clin. Exp. Rheumatol.*, v. 27, n. 1, p. 7-14, Jan./Feb. 2009.

SUMPTON, J. E.; MOULIN, D. E. Fibromyalgia: presentation and management with a focus on pharmacological treatment. *Pain Res.Manag.*, v. 13, n. 6, p. 477-83, Nov./Dec. 2008.

SYNNOTT, A. *The body social*: simbolism, self and society. London: Routledge, 1993.

TAROT, C. *Le symbolique et le sacré*: théories de la religion. Paris: La Découverte, 2008.

TESSER, C. D. A verdade na Biomedicina, reações adversas e efeitos colaterais: uma reflexão introdutória. *PHYSIS: Rev. Saúde Coletiva*, Rio de Janeiro, v. 17, n. 3, p. 465-84, 2007.

_____. Contribuições das epistemologias de Kuhn e Fleck para a reforma do ensino médico. *Rev. Bras. Educ. Méd.*, v. 32, n. 1, p. 98-104, 2008.

TESSER, C. D.; LUZ, M.T. Racionalidades médicas e integralidade. *Ciênc. Saúde Coletiva*, Rio de Janeiro, v. 13, n. 1, p. 195-206, 2008.

TORRES, A. R.; CREPALDI, A. L. Sobre o transtorno do pânico e a hipocondria: uma revisão. *Revista Brasileira de Psiquiatria*, São Paulo, v. 24, n. 3, p. 144-51, 2002.

TURNER, V. Betwixt and between: o período liminar nos "ritos de passagem". In: TURNER, V. *Floresta de Símbolos*: aspectos do ritual Ddembu. Niterói: EdUFF, 2005. Cap. 4.

VALKEINE, H. et al. Physical fitness in postmenopausal women with fibromyalgia. *Int. J. Sports Med.*, v. 29, n. 5, p. 408-13, May 2009.

VAN GENNEP, A. *Os ritos de passagem*. Tradução de Mariano Ferreira e apresentação de Roberto da Matta. Petrópolis: Vozes, 1978.

_____. *The rites of passage*. London: Routledge & Keagan Paul, 1960.

VELTZ, P. Le nouveau monde de la production. *Sciences Humaines*, n. 210, dec. 2009. Le travail en quête de sens.

VEYNE, P. Le dernier Foucault etsa morale. *Critique*, Paris, v. XLIL, n. 471-2, p. 933-41, 1985.

VÉZINA, M.; DERRIENNIC, F; MONFORT, C. L' impact de l'organisation du travail sur l'isolement social. *Travailler*, n. 5, p. 101-17, 2001.

VIGARELLO, G. Années folles: le corps métamorphosé. *Sciences Humaines*, n. 4, nov./dec. 2005. Femmes, combats et débats.

VIGARELLO, G.; HOLT, R. O corpo trabalhado: ginastas e esportistas no século XIX. In: CORBIN, A., COURTINE, J.-J, VIGARELLO, G. (Org.). *História do corpo*: da revolução à grande guerra. Tradução de João Batista Kreuch e James Clasen. Petrópolis: Vozes, 2008. v. 2.

VILLELA, W.V.; OLIVEIRA, E. M. O. Gênero, saúde da mulher e integralidade: confluências e desencontros. In: PINHEIRO, R.; MATTOS, R. A. (Orgs). *Razões Públicas para a integralidade em saúde*: o cuidado como valor. Rio de Janeiro: IMS/UERJ/CEPESC/ABRASCO, 2007. p. 317-22.

VINCENT, S. Aménagement des lieux de travail: à la reconquête de l'espace. *Santé & Travail*, n. 68, oct. 2009.

VOCÊ S/A. São Paulo: Abril, n. 9, ano 11, edição 123, set. 2008a.

_____. São Paulo: Abril, n. 10, ano 11, edição 124, out. 2008b.

_____. São Paulo: Abril, n. 11, ano 11, edição 125, nov. 2008c.

_____. São Paulo: Abril, n. 12, ano 11, edição 126, dez. 2008d.

_____. São Paulo: Abril, n. 1, ano 12, edição 127, jan. 2009a.

_____. São Paulo: Abril, n. 2, ano 12, edição 128, fev. 2009b.

_____. São Paulo: Abril, n. 3, ano 12, edição 129, mar. 2009c.

_____. São Paulo: Abril, n. 4, ano 12, edição 130, abr. 2009d.

_____. São Paulo: Abril, n. 5, ano 12, edição 131, maio 2009e.

_____. São Paulo: Abril, n. 6, ano 12, edição 132, jun. 2009f.

_____. São Paulo: Abril, n. 7, ano 12, edição 133, jul. 2009g.

_____. São Paulo: Abril, n. 8, ano 12, edição 134, ago. 2009h.

_____. São Paulo: Abril, n. 9, ano 12, edição 135, set. 2009i.

_____. São Paulo: Abril, n. 10, ano 12, edição 139, out. 2009j.

VOCÊ S/A. São Paulo: Abril, n. 11, ano 12, edição 137, nov. 2009k.

_____. São Paulo: Abril, n. 12, ano 12, edição 138, dez. 2009l.

WACQUANT, L. *Corps et ame*: carnets ethnographiques d'un apprenti boxeur. Paris: Agone, 2002.

WEBER, M. A "objetividade" do conhecimento nas ciências sociais. In: COHN, G. (Org.). *Max Weber*: sociologia. Tradução de Amélia Cohn e Gabriel Cohn. 5. ed. São Paulo: Ática, 1991. Coleção Grandes Cientistas Sociais.

_____. *L'éthique protestante et l'esprit du capitalisme*. Paris: Gallimard, 2004.

WERNET, M.; ÂNGELO, M. Mobilizando-se para a família: dando um novo sentido à família e ao cuidar. *Rev. Esc. Enferm. USP*, São Paulo, v. 37, n. 1, p. 19-25, 2003.

WIJNGAARD, M.V. *Reinventing the sexes*: the biomedical construction of femininity and masculinity. Indianápolis: Indiana University Press, 1st May 1997.

WOLFE, F. et al. The American College of Rheumatology 1990: Criteria for the Classification of Fibromyalgia. Report of the Multicenter Criteria Committee. *Arthritis Rheum.*, v. 33, n. 2, p. 160-72, Feb. 1990.

WOLFE, F. et al. The American College of Rheumatology Preliminary Diagnostic Criteria for Fibromyalgia and Measurement of Symptom Severity. *Arthritis Care & Research*, v. 62, n. 5, p. 600-10, May 2010.

ZANNI, G. R. Diagnosing and treating fibromyalgia. *Consult Pharm*, v. 24, n. 8, p. 572-4, 587-9, Aug. 2009.

ZBOROWSKI, M. Cultural components in responses to pain. *J. Social Issues*, v. 8, n. 4, p. 16-30, 1952.

ZOLA, I. K. Culture and symptoms. In: COX, C.; MEAD, A. *A sociology of medical practice*. London: Collier/MacMillan, 1975.

ZORZANELLI, R. T. A fadiga e seus transtornos: condições de possibilidade, ascensão e queda da neurastenia novecentista. *Hist. Ciênc. Saúde-Manguinhos*, Rio de Janeiro, v. 16, n. 3, p. 605-20, jul./set. 2009.

Sobre o Livro
Formato: 15,5 × 22 cm
Mancha: 12 × 18,5 cm
Papel: Offset 90g
nº páginas: 240
1ª edição: 2015

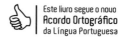

Equipe de Realização
Assistência editorial
Liris Tribuzzi

Assessoria editorial
Maria Apparecida F. M. Bussolotti

Edição de texto
Gerson Silva (Supervisão de revisão)
Fernanda Fonseca (Preparação do original e copidesque)
Jonas Pinheiro, Roberta Heringer de Souza Villar e Gabriela Teixeira (Revisão)

Editoração eletrônica
Neili Dal Rovere (Capa, projeto gráfico e diagramação)

Impressão
Arvato Print